KB115825

자연에게 묻는 병으로 부터의 자유

차례

차례

● 머리말 ●

자연이 알려주는 비밀의 길 내 안의 자연에 해답이 있습니다

21세기 의학의 새로운 흐름에 있어서 자연의학은 가장 주목받는 키워드로 자리 잡게 되었다. 현대의학이 눈부시게 꽃피운 유전공학의 시대를 넘어서서 이제는 동서양의 의학이 한 자리에 모여 인간을 하나의 전체적인 시각으로 바라보는 시대가 열린 것이다.

그런데 우리나라 국민들이 자연의학이라는 말조차 모르던 시기에 자연의학의 이론에 바탕을 두고 평생 자연치유에 대한 연구를 거듭한 사람이 있다는 것을 아는 사람은 드물다. 그 사람이 바로 김정문 알로에의 창립자 故 김정문 회장이다.

김정문 선생은 본인 스스로 앓고 있던 난치병을 알로에로 고친 후, 한국에 알로에를 보급하기 위해 혼신의 힘을 다하였다. 그 과정에서 자연스럽게 자연의학을 접하게 되었고, 자연치유의 경이로운 효능을 널리 알리고 자연 건강식품을 연구 · 개발하고자 더욱 심혈을 기울였다.

김정문 선생은 생전에 항생물질을 3종이나 발견한 일본의 의학자 소에다 모모에 박사를 만난 적이 있었다. 알로에의 항암 작용과 살균 작용을 실험하기도 하여 세계 의약학에 여러 업적을 남기기도 한 소에다 박사는 자연의학과 현대의학을 비교하며 이렇게 언급하였다.

"현대의학은 모든 것, 알로에조차 산산히 부숴 한 개의 인자로서 설명해야 인정을 합니다. 제가 항암제를 발견하는 데 있어서도 두 개의 인자만 곁들여져 있어도 인정을 하려 들지 않았습니다. 현대의학은 분자 구조식을 가진 화학 인자에 사로잡혀서 그 이상의 것을 버리고 있습니다."

물론 현대의학의 많은 공적을 모두 비판하려는 것은 아니다. 다만 한 개의 화학 인자가 인체에 좋은 영향을 미쳤다고 해서 언제나 그 인자만이 인체에 도움이 되는 것은 아니라는 의미이다. 하나의 인자에 반응하는 것은 생명체인 동물에게 당연히 일어나는 일시적인 현상일 뿐이다. 따라서 인체에 좋은 효과가 있는 100가지 인자들을 모아서 인체에 투여한다고 하여 100가지의 효과가 우리 몸에서 나타나리라고 기대할 수도 없다. 인체는 수학 공식처럼 계산할 수 있는 것이 아니기 때문이다.

인체는 그 자체로 완전하고 아름다운 예술품이다. 현대의학이 인체를 자연과 같이 신비롭고 조화로운 전체로 파악하는 자연의학으로 눈을 돌리게 된 것은 바로 이 이유 때문이다. 인간 자체의 완전함을 회복할 수 있도록 노력하는 것이야말로 의학이 해야 할 일이고, 완전에 가까워진 인체는 모든 질병을 치유할 수 있는 능력을 태어날 때부터 지니고 있다는 것을 많은 사람들이 공감하게 되었기 때문이다.

이에 따라 최근 현대의학에서도 자연의학에서 답을 찾고자 하는 노력이 점점 늘어나고 있다. 인간에게 해를 주는 현대 사회의 생활환경이 건강에 얼마나 치명적인지 알고 있는 사람들도 많아지고 있다. 그래서 인체 자체의 자연치유력에 눈을 돌리고, 자연의학의 방법에 자신의 건강을 맡겨보고자 하는 것이다.

이 책은 신비한 약초 알로에를 통하여 국내 자연의학의 선구자적인 역할을 한 김정문 선생의 자연의학적 사관을 이론적 바탕으로 하고 있다. 그 바탕 위에 현대인들의 질병에 대한 내 자신의 안타까운 심정과 전인적인 치유법을 함께 담고 있다.

이 책은 모두 5개 장으로 구성되어 있다.

1장 〈자연에서 길을 찾다〉에서는 현대를 살고 있는 우리들이 왜 건강하지 않은지, 어디서부터 잘못되었는지, 자연치유의 방향을 어떻게 잡아야 하는지를 제시하고 현대인들이 자연의 지혜를 찾을 것을 강조하였다.

세균성이 아닌 현대병들, 즉 각종 성인병과 암, 퇴행성 질환, 신경성 질환 등은 대부분 자연에 위배되는 생활방식 때문에 발생한다. 즉 인간의 타고난 자연적인 회복능력이 약해져서 생기는 병이다. 이를 극복하기 위하여 자연의학을 연구하는 현대의학의 흐름을 살펴보았다.

2장 〈병은 이기는 것이 아니라 더불어 다스리는 것〉에서는 자연의학이 우리 몸에 어떠한 작용을 하는 지를 살펴보고 병을 이기기보다는 다스리는 지혜를 발휘하고, 자연의학의 메커니즘을 이해하기 쉽게 설명하는데 집중하였다.

3장 〈내 몸과 마음이 원하는 자연의학〉은 지금까지 소개된 자연의학의 방법들 중 대표적인 것들을 골라 소개해 두었다. 알로에의 효능부터 막스 거슨 치료법에 이르기까지 다양한 방법들에 대해 설명하고 있다.

4장 〈아름답고 건강하게 장수하는 법〉에서는 현대인들의 최대 화두인 '아름다움과 건강'에 대해 다뤘다. 평균연령이 높아지면서 가장 큰 관심사는 오래 사는 것보다는 '행복하게 잘 사는 것'에 집중되고 있다. 나이가 들어서도 젊고 건강하게 인생을 만끽하며 살 수 있는 방법들을 이 장에 모았다.

5장 〈머리가 즐거우면 몸도 행복해진다〉에서는 몸의 건강에서 한 발 더 나아가 '마음 건강'에 대해 다루고 있다. 모든 병이 마음에서 비롯되며, 마음이 건강해지면 몸도 따라서 건강해지기 마련이다. 이를 위하여 어떠한 마음가짐으로 살아가야 하는지를 이야기하고, 뇌세포를 활성화하여 행복감을 누리며 살 수 있는 방법들을 제시하였다.

이 책에서 제시하는 자연의학의 방법들은 어느 날 갑자기 하늘에서 뚝 떨어진 것이 아니다. 자연의학은 현대의학이 태어나기도 전부터 우리 선조들이 일상적으로 사용하던 치유법이었다. 우리의 몸과 마음속에 선천적으로 배어 있는 건강법이 바로 자연의학이라 할 수 있다.

자연의학은 언제나 우리의 곁에 있었다. 우리가 그 원리를 찾아내기만 하면 당장이라도 우리를 도와 건강하고 아름답고 오래 살 수 있는 길을 활짝 열어줄 것이다.

그 길은 바로 자연으로 가는 길이다. 이 길을 따라갈 것인지 아닌지는 우리의 선택에 달렸다.

부디 이 책을 읽는 모든 이들이 자연이 제시하는 길을 따라 자신에게 주어진 건강해야 할 권리를 다시 찾을 수 있기를 간절히 바랄 뿐이다.

(주)김정문알로에 대표이사

최연매

● 감수의 글 ●

참 건강을 위한 지침서가 되길

이 지구 위에는 60억의 인구가 살고 있다. 그 중 극히 일부가 환자이고, 또 극히 일부가 건강한 사람이다. 그리고 그들을 제외한 대다수의 사람들은 불건강한 사람이다.

많은 사람들은 대부분의 시간을 불건강한 상태로 살면서, 가끔씩 건강의 상태가 되었다가 다시 불건강의 상태로 돌아오거나 또는 질병의 상태로 갔다가 불건강의 상태로 돌아오곤 한다.

그래서 건강과 불건강으로 구분하면서 건강에 초점을 맞춘 동양의학과, 병과 무병으로 구분하면서 병에 초점을 맞춘 서양의학의 양극 사이에 건강하지는 않으면서(불건강, 不健康), 병이 아닌(미병, 未病) 회색지대 그레이존(Gray Zone)이 문제아로 등장하게 된다. 이 그레이존의 존재가 심각한 이유는 대부분의 사람이 여기에 속하면서도 이를 인식하지 못하고 있다는 사실이다. 더욱이 이 상태를 찾아내는 방법과 치료 방법은 기존의 정통의학으로는 한계를 가진다.

전 세계적인 대체의학의 붐은 기존의 의학이 '불건강, 미병'을 효율적으로 다스리지 못했다는 사실에 그 바탕을 두고 있다. 지금 전 세계에 만연하고 있는 만성 성인병에는 아직 확실한 치료법이 없다.

예를 들면 대부분의 고혈압이나 당뇨병 환자에게 있어서, 올라가는 혈압이나 혈당을 낮춰주는 약은 있어도 일정 기간 치료하면 고혈압 또는 당뇨병이라고 하는 병 자체를 완전히 치유시키는 그러한 치료법이 없다는 뜻이다. 이러한 만성 성인병 환자들이 "일단 치료를 시작하면 평생 해야 된다."는 말을 듣는 이유는 그 때문이다.

대부분의 '불건강, 미병'은 잘못된 생활습관에서 비롯되기 때문에, 올바른 생활습관 즉 제대로 먹고, 자고, 움직이고, 호흡하고, 마음을 다스리는 것이 그레이존을 다스리는 기본이 된다. 참된 건강의 수호자는 이 '그레이존'의 영역을 지배하는 자일 것이다.

그레이존은 치료(治療, treatment)의 대상이 아니라 관리(管理, management)의 대상이다. 질병의 치료는 누군가가 해주는 것이고 건강의 관리는 나를 위해 나 스스로 하는 것이다. 그런데 자신의 건강을 스스로 관리하기 위해서는 그렇게 할 수 있는 충분한 지식(what)이 있어야 되고, 적당한 요령(how)을 터득해야 하고, 왜 그렇게 하는 게 좋은 지 이유(why)를 이해해야 한다. 그래서 진정한 웰빙(well-being)을 추구하는 사람들은 늘 건강관리에 대한 올바른 정보에 갈증을 느끼고 있다. 즉 지금까지 모르고 있던 새로운 정보, 산만하고 막연하게 알고 있던 것을 산뜻하게 정리해 주는 정보, 지금껏 잘못 알고 있던 것을 명쾌하게 바로잡아주는 정보가 필요한 것이다.

이번에 김정문알로에 최연매 사장이 펴내는 『자연에게 묻는 병으로부터의 자유』는 그러한 건강관리 정보에 갈증을 느꼈던 사람들에게 시원한 물 한잔이 될 것이다. 『자연에게 묻는 병으로부터의 자유』는 평소에 "자연을 닮고 자연을 담는다."는 철학을 지닌 최연매 사장이 그동안의 축적된 경험과 연구결과를 정리하여 모든 사람이 읽기 쉽고 이해하기 쉽도록 설명한 것이다.

이 책은 참 건강을 추구하고 시행하는 일반인들에게는 훌륭한 지침서가 될 것이며, 보완대체의학이나 통합의학을 연구하는 연구자나 학생들에게는 좋은 참고서가 될 것으로 확신한다.

전세일 교수
CHA 의과학대학교 통합의학대학원 원장
국제자연치유의학연맹 총재

제1장

자연에서
길을 찾다

건강해야 할 권리를 잃은 사람들

사람은 누구나 건강하고 행복하게 오래 살고 싶은 욕망이 있으며, 마땅히 그것을 누릴 권리도 있다. 어머니에게서 탄생할 때 완전한 생명체로 이 세상에 온 존재들이기 때문이다.

그러나 첨단산업으로 무장된 생활환경 속에서 살아가고 평균수명이 늘어가는 지금 이 순간에도, 끊임없이 새로 탄생하는 질병으로 고통 받거나 건강하지 못한 사람들은 늘어만 가고 있다. 혹시 우리는 부지불식간에 건강해지는 것을 방해하며 타고난 권리를 포기하고 있는 건 아닌지 생각해볼 일이다.

가장 먼저 우리가 먹는 식품들을 둘러보아도, 여러 가지 문제들이 많다.

우선 성장 촉진 호르몬제를 함유한 식품들이 눈에 띤다. 과일을 예로 들자면 제철에 나서 태양을 듬뿍 받고 자란 과일이야말로 우리 몸에 도움이 되는 영양소를 충분히 제공해줄 수 있다.

그러나 요즘에는 남보다 빨리, 푸짐한 과일을 즐기고 싶어 하는 소비자들의 입맛에 맞추다보니 성장 촉진제를 투여하여 조기 출하하는 과일들이 대부분이다. 그래서 하우스 재배가 늘고 있고, 정작 과일이 나와야 할 제철에는 제철 과일이 싸게 팔리기 때문에 다음 철에 나올 과일을 미리 재배하고 있다. 제철에 나는 제대로 된 과일을 먹는 것은 도시에 사는 우리들에게는 이미 먼 나라의 얘기가 된 지 오래다.

과일뿐만이 아니다. 닭, 소, 돼지가 먹는 사료에는 성장 촉진제가 얼마나 많이 들어있겠는가? 빨리 자라고, 더 살찌게 해야 돈을 더 빨리, 더 많이 벌 수 있기 때문에 호르몬제를 친 각종 채소와 과일을 가축에게 먹이고 있다.

자연을 거스르고 해치는 방법으로 재배된 농산물, 이 농산물을 먹고 자란 가축들, 이 농산물과 가축들을 먹고 살아가는 우리 인간들 모두 시름시름 앓고 있는 것이 현실이다.

현대화된 생활환경에서 살아가면서 가장 먼저 그 피해를 입는 것은 아이들이다. 주로 유아나 소아기에 발병하는 만성적인 질환인 아토피 피부병은 최근 몇십 년 동안 급격히 증가하여 초중고 학생의

약 29.5%가 아토피로 고생하고 있다고 한다. 아토피는 생활환경과 식생활의 잘못 때문에 나타나는 질환이다.

도시 인구가 갈수록 증가하는 현재, 우리는 1,800만 대나 되는 자동차들이 매일 내뿜고 다니는 매연에, 고층 건물 콘크리트마다 들어 있는 시멘트의 독성, 방마다 벽지에 바르는 강력 접착제, 피부항생제 연고의 네오마이신, 그리고 각종 식품첨가제 등에 함유되어 한 번 들어오면 30년 이상 배출이 안 되는 유해물질들을 몸속에 쌓아가고 있다. 그 결과 과거에는 찾아보기 힘든 신종 질환들이 기승을 부리고 있다.

아토피를 비롯하여 각종 알레르기, 천식, 습진, 두드러기 등 면역기능에 이상이 생겨 발생하는 병을 자가면역질환이라고 한다. 면역기능이란 외부로부터 자기와는 다른 어떤 종류의 세균이나 적이 침입해 들어왔을 때 그것을 죽이도록 되어 있는 인체의 자기방어 기능이다. 그런데 면역기능의 방위사령부라 할 수 있는 면역체계가 적을 잡아서 죽이는 일을 하지 않고 우군을 죽이는 일을 하는 것이 자가면역질환이라는 기막힌 병이다.

고통 받고 있는 것은 성인들도 예외는 아니다. 40세 이상의 5대 사망 원인은 암, 뇌혈관질환, 심장질환, 당뇨병, 자살로 나타나고 있다. 이것만 보아도 현대의 질병은 암과 성인병, 즉 산업이 발전하면서 급격히 늘고 있는 '현대병' 들이 주를 이루고 있다는 것을 알 수 있다.

　간질환의 발병률도 증가되고 있다. 우리나라에서 병원을 찾는 사람의 3분의 1은 간장에 이상이 있어서라고 한다. 간질환의 원인에는 알코올이나 흡연, 스트레스 등 여러 가지가 있겠지만, 병원에서 질병의 치료와 예방에 사용하는 항생물질이나 화학약품도 그 원인 중 하나이다. 약품을 직접 투여하지 않더라도 가공식품에 들어 있는 방부제 등의 첨가물들이 복합적으로 인체에 영향을 미쳐, 해독작용을 하는 간을 쉽게 지치게 만든다.

　이처럼 현대 사회를 살아가는 우리들은 건강을 위협하는 각종 위험인자들에 속수무책으로 노출되어 있다. 편리한 생활을 추구하면 할수록 각종 질병에 시달리고 있는 현대인들의 수도 따라서 증가하게 된다.

　아무리 문명이 발달하고 현대화된 생활 속에서 살아가더라도, 우리가 숨 쉬고 마시고 먹어야 하는 모든 것들은 자연에서 나온다. 자연과 더불어 자연의 리듬에 맞추어 살아갈 때 우리의 몸은 정상리듬을 회복하여 각종 질환에서 해방될 수 있다.

　그러나 도시생활과 바쁜 일상에 시달리는 현대인들에게 자연의 리듬대로, 자연이 주는 음식만을 먹자는 것은 말처럼 쉬운 일이 아니다. 편리성과 신속성을 요하는 생활 속에서 손쉽게 활용할 수 있는 가공식품들이 각광을 받는 것도 다 이유가 있다.

하지만 잠시 멈춰 생각해 보자. 만일 내 몸이 병들어 병원에 다니게 된다면, 그로 인해 소비되는 시간과 노력, 경제적인 부담이 얼마나 클 것인가? 아직은 건강할 때 조금 더 품이 들더라도 자연이 주는 것을 받아들이도록 노력하는 것이 더 낫지 않겠는가?

자연으로 돌아가자고 해서 반드시 일상을 다 포기하고 시골로 떠나라는 말은 아니다. 다행히 우리 주변에는 바쁜 도시생활 속에서도 자연의 혜택을 고스란히 받을 수 있게 해주는 자연치유법들이 많다.

그리고 자연의학은 현대의학의 손이 미치지 않는 곳에서 우리의 몸을 자연 그대로의 완전한 상태로 돌려주려는 노력을 그치지 않고 있다. 현대병이 현대의학의 한계를 넘어서는 자연의학에서 치유법을 찾게 된 것도 어쩌면 당연한 일이라 할 수 있다.

병을 부르는 생활환경

우리 주위를 둘러보자. 지금 내 주변에 있는 사람들 중 건강한 사람이 몇 명이나 있는가? 만약 병을 앓고 있는 사람이 있다면 그 병은 어떤 병인가? 당장 생명에 지장은 없지만 하루하루 살얼음 걷듯 조심하며 자유로운 활동을 제약당하는 질환, 죽기 전에는 끝나지 않는 고통을 매일 매순간 이겨내며 살아가야 하는 질병, 정신 수양을 하지 않고서는 현재 자신이 당하고 있는 고통을 도저히 이해할 수 없는 병을 앓으며 건강을 갈망하고 있지만, 아직도 갈 길은 멀기만 하다. 바로 이러한 특징을 가진 질환들을 일컬어 현대병이라고 한다. 그렇다면 현대병은 도대체, 왜, 어디서부터 시작된 것일까?

현대를 살고 있는 우리들은 대부분 '반건강 상태'에 처해 있다.

반건강 상태란 당장은 건강상에 별 문제가 없어 보이지만 신체의 균형이 깨져 병에 걸리기 쉬운 상태를 말한다.

문명의 발달과 소득증대에 따른 생활수준 향상은 식생활의 개선으로 건강에 대한 욕구를 증대시켰지만, 반면 운동부족, 스트레스, 음주, 흡연, 비타민과 무기질이 결핍된 식생활 등으로 인체는 균형을 잃어가고 있다.

40대 이상의 성인들에게 나타난다고 해서 성인병이라고도 부르는 만성 퇴행성 질환들 역시 이미 어린이나 청소년에게서도 어렵지 않게 찾아볼 수 있을 정도로 심각해진 상태이다. 그래서 일본에서는 일찌감치 성인병을 성인에게서만 나타나는 병이 아니라 생활습관에서 비롯된다고 하여 '생활습관병' 이라 부르고 있다.

일명 현대병이라고도 하는 이 질환들이 나타나는 요인은 다음과 같다.

식생활의 변화

인스턴트식품, 냉동식품, 간이식품 등의 지속적인 개발은 우리의 식탁을 변화시키고 있다. 가공식품이 편리하다는 장점은 있지만, 이 식품들에 의존하다 보면 열량만 높고 비타민과 무기질은 결핍된 식단이 되어버린다. 신체의 대사활동에 꼭 필요한 이 영양소들의 결핍은 만성 퇴행성 질환을 비롯한 각종 질병도 함께 식탁으로 가져온다.

또한 생활이 풍족해지면서 동물성 지방의 섭취량이 증가하고, 이로 인한 열량 과잉은 만병의 근원인 비만을 일으킨다. 그리하여 현대사회는 풍요롭고 행복하게 살기 위해 맛있는 것을 탐하고, 이로 인한 비만을 해결하기 위해 죽도록 노력하는 사람들로 넘쳐나게 되었다.

이 만성 영양결핍과 비만으로부터 탈출하기 위해서는 신선한 야채의 섭취량을 늘려야 하지만, 설상가상으로 농작물들 역시 화학농법으로 재배된 것이 대부분이라 온전한 영양소를 기대하기 어렵다. 그 결과 균형 잡힌 식생활을 할 수 있는 기회는 점점 줄어들고, 인체는 자연과 나란히 손을 잡고 비만성 허약체질로 변해가고 있다.

운동부족과 스트레스

농촌의 인구는 갈수록 줄어드는 반면 도시의 인구는 계속해서 증가하고 있다. 미국의 경우 수십 년 전에는 전 인구의 5%만이 도시에 살았는데, 지금은 70% 정도가 도시에 살고 있다고 한다.

우리나라 역시 농촌 인구는 전체의 18%에 불과하며, 특히 서울의 인구는 전 국민의 4분의 1일이 넘는 1,100만 명을 기록하고 있다. 이처럼 자연을 떠나 도시에서 살아가는 사람들이 늘어가면서 인간은 자연과 점점 멀어지고 있다.

그 결과 도시는 운동부족과 스트레스로 허약해지고 무기력해지는 사람들, 풍족한 식생활을 즐기면서도 몸의 한구석은 병들어가는 사람들로 가득 차게 되었다.

정신의 폭력적 성향 증가

의학의 발달은 유아의 사망률과 전염병을 감소시켜 인간의 평균 수명을 크게 늘렸다. 그리하여 세계 인구는 갈수록 늘어나 현재 70 억 명에 육박하고 있다. 지구라는 공간은 한정되어 있는데 인구가 계속 늘어나고 있으니 사람들은 날이 갈수록 밀집된 공간 안에서 살아가게 된다.

이러한 생활환경 속에서는 정신적으로 균형 잡힌 생활을 하기 어렵다. 동물의 예이긴 하지만 좁은 공간에 몇천 마리의 쥐를 한꺼번에 넣어두는 실험을 했더니 서로 죽이고 죽는 바람에 마지막에는 절멸하게 되었다고 한다. 사람이 쥐와 똑같지는 않겠지만, 옛날에 비해 여유로운 마음이 점점 사라져가고 있는 것은 사실이다.

청소년들의 탈선이 증가하고, 정신병적이거나 이기적인 사람들이 늘어나고, 혀를 내두를 정도의 정신병적인 폭력이나 살인사건들이 사회면을 날마다 장식하는 것도 이와 무관하지는 않을 것이다. 정신의 폭력성이 증가하면 육체에도 영향을 끼쳐 건강의 균형이 깨지게된다.

화학물질, 식품첨가물의 영향

가공식품에 들어 있는 방부제나 발색제, 인공감미료와 화학조미료 등은 모두 화학물질이다. 이 화학물질은 인간의 세포핵 속에 있는 유전자에 파괴 작용을 일으키기 때문에 돌연변이 유기물질이라고도 불리며, 암을 일으키는 첫 번째 요인으로 손꼽히고 있다. 가공식품 외에도 농약이나 산업용의 여러 가지 화학물질은 물론, 화학물질로 이루진 의약품들 역시 현대병을 일으키는 중대한 원인이다.

이처럼 각종 위험한 인자들로 둘러싸인 생활환경 속에서 살아가고 있는 현대인들은 만성적인 반건강 상태에 놓이게 되며, 이로 인해 과거에는 없었던 질환들이 계속 새롭게 등장하고 있다.

Tip 『침묵의 봄』의 경고

미국의 레이첼 카슨이란 여성은 미국 행정부의 어류야생생물국에서 20년 간 일해 온 생물학자이다. 그녀가 1962년 출간한 『침묵의 봄』이란 책은 출간 즉시 세계적인 주목을 받으며 베스트셀러가 되었다.

지금은 환경운동의 고전이 된 이 책에서 카슨은 인간이 사용하는 농약, 특히 고엽제는 강으로 호수로 바다로 흘러들고, 이것에 오염된 수산물을 먹는 인류는 기형아, 정신박약아를 낳게 되며, 결국은 인류 멸종에 이른다고 경고했다. 책머리에 존 키츠의 시 가운데 "호숫가의 사초가 마르고, 새의 노래는 없어졌다."는 문구를 실었는데, 이대로 환경을 파괴해가면 꽃도 피지 않고 새소리도 없어지는 '침묵의 봄'이 온다는 것이다.

레이첼 카슨이 살충제를 만드는 거대한 회사들과의 대결에서 승리한 기록인 이 책에는 무분별한 살충제 사용으로 파괴되는 야생 생물계의 모습이 적나라하게 공개되어 화학물질의 유해성에 경종을 울리고 있다. 그리고 농약, 살충제, 제초제 등 화학물질의 무분별한 남용 행위와 그로 인해 인간이 치러야 할 대가에 대해 낱낱이 고발한다.

『코스모스』란 책으로 유명한 미국의 우주물리학자 칼 세이건도 『연한 푸른 색 점』이란 책에서 인류가 이대로 환경파괴를 해가면 몇백 년 후에는 다른 우주로 이주할 기술을 개발하지 않는 한, 이 아름다운 지구는 더 이상 인간이 존재할 수 없는 죽음의 공간으로 변하고 말 것이라고 했다.

인간은 참으로 간사한 존재여서 아무 것도 가진 것이 없을 때면 하나만 있으면 살 것 같지만, 하나를 가지면 둘을, 둘을 가지면 열을 가지고 싶어진다. 그런 인간의 욕망은 현대사회를 대량생산과 대량소비를 근간으로 하는 산업사회로 만들었다. 그리고 인간의 풍요를 위한 산업이 발전을 거듭해갈수록 인류의 생존을 위협하는 환경오염과 자원고갈은 점점 더 심각해진다.

환경오염은 더 이상 먼 나라의 얘기가 아니다. 환경오염은 인간이 생활하는 환경공간의 고유한 자정능력을 파괴하여 생태계를 파괴하고, 먹고 숨쉬고 마시는 모든 것들을 함께 오염시켜 인간의 건강 역시 파괴하고 있다.

유방암에 걸린 여의사의 증언

1990년대에 나온 '암, 이젠 두렵지 않다' 라는 비디오가 있다. 유방암에 걸렸던 여의사의 증언인데, 그 내용의 일부를 살짝 들여다보자.

나는 미국 샌프란시스코 소재 캘리포니아 대학 정형외과 부교수 겸 부과장을 지낸 의사, 로레인 데이이다.

나는 어느 날 유방암이란 진단을 받았다. 암 전문병원에서는 유방 절제수술을 받거나 방사선 치료를 받든지 아니면 항암제 투여를 해야 한다고 말했다. 미국에서 암으로 죽는 사람은 해마다 50만 명인데 그들은 대개 위에 열거한 3가지 요법을 쓰다가 결국 죽음에 이른다.

방사선 치료를 받으면 암세포는 죽지만 정상세포도 타격을 받아 암을 이길 수 있는 면역능력, 즉 자가치유력도 잃게 된다. 유방 절제수술은 몸과 마음에 모두 큰 상처를 입히며, 근본적인 치료가 되지 못한다.

우리는 '암은 곧 사망'이라는 등식을 당연하게 여기도록 세뇌되어 있다. 그렇기 때문에 암에 걸리면 죽을 줄 알면서도 수술, 항암제 사용, 방사선 치료 등을 받아들일 수밖에 없다.

나는 의과대학 도서관 밖에서 암에 대한 양서들을 찾아 읽었다. 내가 재직했던 대학의 알렌 라베나 교수는 "미국의 암환자 대부분은 약물치료 때문에 죽는다."고 말했다. 나는 유방 전체에 암이 번져 있는 상태에서 대체의료의 하나인 '거슨 요법'으로 완치되었고, 그 후 건강은 암에 걸리기 이전보다 더욱 나아졌다.

이 비디오가 나온 이후 거슨 요법의 창시자 막스 거슨은 새롭게 주목받게 되었다. 막스 거슨은 1881년 독일에서 태어나 의학박사 학위를 받고 뮌헨대학병원 결핵과장을 역임했다. 오랫동안 유전적 편두통에 시달렸으나 의약적으로 방법이 없었다. 그러던 중 극심한 편두통이 식사에서 비롯된다는 것을 알고 영양요법을 개발하여 편두통을 완치했다. 그리고 이 식사법이 피부결핵 치료에도 극적인 효과가 있다는 것을 알게 되어, 1929년에 450명의 피부결핵 환자를 모아 놓고 거슨 식사법을 시켰더니 445명이 완치되었다.

유럽과 미국의 국가 원수들은 그 업적을 찬양했으나 의학계에서는 "피부과 전문의도 아닌 자가 그런 일을 할 수 있는가?"하고 비난을 퍼부었다. 그러나 거슨은 슈바이처 박사 부인의 폐결핵도 식사법으로 고쳐주었고, 이는 폐결핵 임상치료의 45번째 예로 기록되었다.

거슨이 사망했을 때 슈바이처는, "나는 의학역사를 통해 가장 뛰어난 천재 한 사람을 보았습니다. 그는 의학사에 길이 빛날 업적을 남겼습니다. 그분이 계시지 않았더라면 제 아이가 아주 어렸을 때 아내는 이미 세상을 떠났을 것입니다. 그분은 역경 속에서 자신을 증명해야 했던 투사였습니다."라는 전보문을 거슨 부인에게 보냈다.

거슨은 1938년에는 뉴욕에서 암환자들에게 거슨 식사법을 지도하여 말기암 환자들을 무료로 수없이 고쳐주었다. 그러자 1946년 미국 상원에서는 '암 문제 조사위원회'를 설치하여 거슨 박사에게 보조금을 지급하기로 결정했다.

그러나 미국의 암협회와 제약회사들은 이 법안에 필사적으로 반대하여 철회시켰다. 식사법으로 암을 고친다면 항암약이나 방사선 치료, 수술 등에 심각한 타격을 입힐 것이고, 암환자에게서 받아내던 막대한 수입이 사라질 것이기 때문이었다. 노벨상을 두 번 받은 폴링 박사는 그 사건에 대하여 "암치료의 진보를 방해한 가장 불행한 사건이다."라고 논평했다.

이후 의학계로부터 계속 외면을 당해왔던 거슨 박사는 1959년 세상을 떠나면서 그의 딸에게, "자연에서 멀어질수록 병에 가까워지고 자연에 가까워질수록 병에서 멀어진다."는 명언을 남겼다.

거슨 박사의 암치료 방법론은 한마디로 "신진대사가 정상인 사람에게는 암은 발견되지 않는다."라고 요약된다. 인간은 먹고 마시고, 운동하고 배설하고, 땀 흘리며 산다. 그러면서 우리가 섭취한 음식물과 공기는 우리 몸 안의 노폐물을 밖으로 밀어내고 60조 개가 넘는 세포와 몸의 수분을 새 것으로 바꾼다.

따라서 신진대사가 정상인 사람에게는 암도 발생하지 않고 성인병이나 세균성, 바이러스성 염증질환에도 걸리지 않는다. 우리 몸에는 적을 방어하는 면역기능이 있기 때문이다.

2010년 7월 OECD에서 아시아 · 태평양 지역국가의 보건통계를 정리해 펴낸 '한눈에 보는 보건지표 – 아시아판' 에 한국의 암 사망률이 인구 10만 명당 161명으로 아시아 25개국 중 2위라고 발표되었다. 현대의학이 아무리 발달하여 유전자 조작까지 가능해졌다 하더라도 세포에 생긴 돌연변이 암세포와의 싸움은 끝나지 않은 것이다.

사태가 이 지경에 이르자 이제 사람들은 현대의학보다는 인체의 면역기능을 키우는 자연의학에 눈을 돌리고 있다. 인간에게 고유한 면역력을 키워 암을 극복하자는 거슨 박사의 건강법이 다시 주목되면서 암 치료의 새로운 지평이 열리고 있다.

내 몸이 곧 의사다

현대의학은 지금까지 인류를 질병으로부터 해방시키는 데 많은 공헌을 해왔다. 세균성 질환과 전염병, 그리고 수술 등의 치료를 발전시켜 인류에게 큰 혜택을 주었다.

그러나 생활환경의 급격한 변화는 서양의학만으로는 해결할 수 없는 많은 난치성 질환을 발생시키고 있다. 약물치료로 어느 정도까지는 치료가 된다 해도, 약물의 독한 성분에 의한 부작용과 합병증으로 또다시 고통받는 일이 계속되고 있다.

세균성이 아닌 현대병들, 즉 각종 성인병과 암, 퇴행성 질환, 신경성 질환 등은 대부분 자연에 위배되는 생활방식 때문에 발생한다. 즉 인간의 타고난 자연적인 회복 능력이 약해져서 생기는 병이다. 그러므로 신체의 한 부위에 대한 치료만으로는 완치되기 힘들다. 인체의 모든 부분을 하나의 통일된 유기체로 보고 전체적인 조화를 찾기 위해 노력해야 완치가 가능하다.

그러나 현대의학은 질병을 그 질병이 발생된 부위에만 집중해서 치료하기 때문에 몸 전체가 건강해져야 가능한 성인병 치료에 한계를 나타내고 있다. 이를 극복하기 위하여 의학계에서는 현대의학을 넘어선 자연의학의 치료법을 연구하는 흐름이 점차 강해지고 있다. 자연의학이란 인간의 자연치유력을 원래대로 되돌려 놓아 자연스럽게 건강을 회복하도록 하는 치료방법을 말한다.

만약 몸이 아프다면 어떻게 하는가? 약국을 찾거나 병원에 간다. 그러나 꼭 그럴 필요는 없다. 내 몸에 생기는 병은 스스로 치유할 수 있도록 타고난 것이 바로 인간이기 때문이다.

그래서 히포크라테스는 인체 내의 '자연치유력'을 '몸 안의 의사'라 하고 의술과 약은 몸 안의 진정한 의사를 도와주는 조수에 불과하다고 했다. 대부분의 질병은 의사나 의약의 도움 없이도 스스로 치료되어 건강을 회복할 수 있다는 것이다.

그러므로 자연의학에서는 질병 그 자체만이 아닌 병을 앓고 있는 환자의 몸 상태를 전체적으로 파악하고, 몸 안의 의사인 자연치유력을 깨어나게 하여 건강한 몸으로 되돌려주고자 한다.

우리 몸의 자연치유력은 '인체의 항상성'이라는 특유의 시스템을 갖추고 있다. 항상성이란 체온을 유지하는 것, 맥박을 유지하는 것, 모든 인체대사의 평형을 유지하는 것을 말한다. 인체는 위기 상황이 닥치면 항상성을 유지하려 반응을 보이는데, 자연의학에서는 바로 이 '항상성의 반응'을 병으로 본다.

몸에 이상한 증세가 나타나면 사람들은 큰 병이라도 생긴 건 아닐까하는 걱정부터 앞선다. 그러나 병이라는 것이 그렇게 나쁜 것만은 아니다. 몸이 외부에서 오는 위기에 대응하여 본래의 건강한 모습으로 돌아가려는 작용이 바로 병이기 때문이다.

몸이 나에게 외친다.

"나 아파서 죽을 것 같으니 살려주세요!"

그것이 바로 병이다.

아무 말 없이 묵묵히 앓다가 죽어버리는 것보다는 아프다고 소리쳐서 해결책을 찾도록 하는 것이니, 어떻게 보면 병은 좋은 일이다. 인체가 보내는 구조신호가 바로 병이며, 구조신호만 정확히 해석할 수 있으면 치유법도 찾을 수 있으니 말이다.

그래서 자연의학에서는 현대의학과 전혀 다른 치료법을 제시한다. 감기에 걸려 열이 날 경우, 우리는 보통 해열제를 사용하여 뇌세포를 마비시켜 열을 내린다. 설사가 나면 세균에 의한 설사증상을 멎게 하기 위해 장운동을 둔하게 하는 지사제를 사용한다.

그러나 자연의학은 다르다. 감기가 걸려 열이 나면 자연히 내리도록 놓아둔다. 열이 난다는 것은 몸의 치유력이 발동한 것이므로 무리하게 열을 내리려 하지 않고 천천히 열이 내리도록 조치하며, 오히려 발열을 돕기 위해 몸을 따뜻하게 하기도 한다. 설사 역시 강제로 멈추게 하기보다는 몸속의 독소가 빠져나갈 수 있도록 자연스럽게 놓아둔다.

둘 중 어느 쪽이 맞는 방법인가에 대해서는 사람들마다 생각이 다를 것이다. 문제는 어떤 시각으로 생명을 바라볼 것인가이다. 현대의학이 인류에게 공헌해 왔다는 것은 부정할 수 없는 사실이지만, 인체를 전체적인 시각에서 파악하는 자연의학의 원리는 현대의학의 손이 닿지 않는 영역에서 새롭게 그 힘을 발휘할 수도 있을 것이다.

Tip 자연의학의 원칙

자연의학이 토대로 삼고 있는 7가지 의료 원칙은 다음과 같다.

해가 없어야 한다
자연치료 의사는 안전하고 효과적인 자연요법을 적용해야 하며 약물치료 시에도 인체에 해가 없도록 주의한다.

자연치유력을 믿는다
자연치료 의사는 우리 몸에 자연치유력이 있다는 것을 믿는다. 의사는 자연요법과 비독성 요법을 적용해 치료 과정을 쉽게 하는 동시에, 우리 몸의 치유력을 높여주도록 노력한다.

질병의 원인을 밝히고 치료한다
자연치료 의사는 단순히 증상을 억제하는 치료법보다는 질병의 주요 원인을 찾아 치료하는 훈련을 받는다. 증상은 치유하려는 인체의 표현인 반면, 원인은 신체는 물론 정신적·감정적·영적인 면 모두에서 생길 수 있기 때문이다.

전인적으로 치료한다
자연치료 의사는 사람을 전체적으로 보도록 훈련받는다. 즉 사람은 신체적·정신적·감정적·영적·사회적 그리고 그 밖의 다양한 요소의 복합체로 이루어져 있다고 믿는다.

건강법을 교육하고 가르친다
자연치료 의사는 환자에게 주로 올바른 자세, 건강한 생활습관과 식이를 통해 스스로 건강에 대한 책임을 지도록 교육하고, 자연치유력을 회복시키며 동기를 부여하는 선생님과 같은 역할을 해야 한다.

예방이 최고의 치료이다

자연치료 의사는 예방의학 전문의이다. 질병예방은 교육을 통해 이루어지며, 건강을 유지하고 질병을 예방하는 생활습관을 익히도록 돕는다.

건강과 안녕을 확립한다

자연치료의 첫 번째 목표는 최적의 건강상태를 확립하고 유지하며, 건강을 증진하는 것이다. '건강'이 최적의 신체·정신·감정 및 영적인 건강 상태를 말한다면, '안녕(wellness)'은 감정적으로도 건강한 상태를 말한다. 자연치료 의사는 건강이나 질병의 정도와 상관없이 환자의 안녕을 도모하는 데 힘쓴다.

활짝 열린 자연의학의 시대

자연의학에서는 모든 생명이 자연에서 나고 성장하며, 소멸하면 다시 자연으로 돌아감을 기본 원리로 삼고 있다. 인간의 몸은 자연과 동화되어야 건강한 육체와 정신을 가질 수 있다는 것이다.

그래서 약물, 수술, 방사선 등과 같은 현대의학의 공격적인 치료 방법을 멀리하고, 대신 질병의 원인이 되는 모든 생활습관을 바로잡 아 준다. 천연의 자연물질을 이용하여 인체의 자연치유력을 높여주 는 근원적인 치료방법을 택한다.

가정의학이 발달한 미국에서는 가정의학과 의사들 중 약 70% 이 상이 자연의학에 의한 치료를 겸하고 있다. 또한 많은 대학에 자연의 학 관련 연구소들이 만들어져서 의과대학 학생 중 80% 가량이 현대의학과 함께 자연의학을 배우고 있다.

유럽의 국가들, 예를 들어 영국, 프랑스, 독일 등에서는 자연의학의 역사가 더욱 깊다. 이 나라들의 의학체계는 현대의학과 자연의학, 또는 현대의학과 동양의학(한방)이라는 식의 이분법으로 나눠져 있지 않았던 까닭에 자연의학이 차지하는 위상이 매우 높다.

세계보건기구(WHO)는 세계의 질병 인구 가운데 60% 이상이 자연의학으로 치료를 하고 있다고 발표했다. 현대의학의 메카, 미국에서도 전체 질병 인구의 40% 이상이 자연의학을 이용하고 있다. 또 독일에서는 현대의학자의 90%가 자연의학을 병행하고 있다. 바야흐로 자연의학이 전 세계 의료계의 대세를 이루는 시대가 도래하고 있는 것이다.

자연치유를 최초로 의학에 도입한 히포크라테스는 "자연은 스스로 낫는 힘이 있다."며, 의사란 병을 고치는 사람이 아니라 '신체의 자연치유력이 조화를 이루어 건강을 스스로 되찾을 수 있도록 도와주는 사람'이라고 언급했다. 이 이론을 바탕으로 환자 치료에 식이요법을 주로 시행한 히포크라테스는 '음식이야말로 최고의 약'이라는 명언을 남겼다.

우리 건강에 문제가 생기는 것은 우리 몸에 필요한 영양소를 적절하게 섭취하지 못한 데서 오는 불균형 때문이며, 질병 역시 자신에게 맞는 음식을 섭취하면 자연스럽게 치유될 수 있다는 것이다.

현대의학의 아버지인 히포크라테스의 자연치유 개념은 현대의 자연의학과 매우 흡사하다. 이미 고대에서부터 인류는 자연의학 치료의 중요성을 깨닫고 있었던 것이다.

"인류가 건강과 치유를 위해 필요로 하는 모든 것은 자연에서 얻어진다. 과학이 할 일은 이를 발견하는 것뿐이다."

중세 의학자이자 대체의학의 아버지인 파라셀수스의 말처럼, 자연치유는 고대와 중세를 넘어 오늘날 현대 자연의학의 중심을 이루고 있다.

오랜 세월 의학의 중심을 지켜온 자연치유가 다시 주목받고 있다는 것은 반가운 일이다. 이제 고대로부터 내려온 자연치유의 지혜를 21세기에 되살려 현대 인류를 각종 질병으로부터 해방시키는 일은 의사의 의술이나 새로운 치료제의 개발에 있는 것이 아니라 바로 우리들의 손에 달려있음을 명심하자.

Tip 유럽 의학계의 새로운 흐름, 동종요법

유럽의 선진국들에서는 최근 '동종요법'(同種療法, homeopathy)이라는 대체의학이 주목받고 있다. 이 동종의학은 치료비에 대해 의료보험이 지급될 정도로 국가로부터도 신뢰성을 확보하고 있을 정도이다.

그렇다면 동종요법이란 무엇일까?

한 마디로 말하자면 동종요법이란 자신이 앓고 있는 병과 비슷한 증상을 유발시켜 치료하는 방법을 말한다. 다시 말해서 환자의 병과 유사한 병을 일으키는 생약을 투여하여 인체 자체의 치유력을 향상시키는 요법이다. 이렇게 되면 우리 몸의 자연치유력이 활발해져 건강이 회복된다는 것이다.

동종요법에서 사용하는 약은 특수하게 제작된 생약이기 때문에 안전하고 독성이 없으며 습관성이 될 우려도 없다고 한다. 그래서 어린아이나 임산부에게도 안전하게 사용할 수 있다.

동종요법은 과민성 대장증후군, 자가 면역성 질환, 만성 피부질환, 만성 통증, 만성 피로, 주의력 결핍, 틱 장애 등 특효약이 없거나 장기적으로 약을 복용해야 하는 만성병, 난치병의 치유에 새로운 대안을 제시하는 치료법으로 주목받고 있다.

제2장

병은 이기는
것이 아니라
더불어
다스리는 것

신비로운 자연치유의 메커니즘

오 헨리의 단편소설 「마지막 잎새」의 이야기는 모르는 사람이 없을 정도로 유명하다.

화가 지망생 여성, 존시가 있었다. 존시는 폐렴에 걸렸다. 의사는 그녀가 회복될 가능성이 없다고 진단한다. 존시는 창밖의 담쟁이덩굴을 바라보며 혼자 중얼거린다.

"담쟁이 잎이 네 개 남았구나. 오늘밤 마지막 잎새가 떨어지면 나도 죽을 거야."

존시의 아래층에는 버먼이란 노화가가 살고 있었다. 버먼은 존시의 이야기를 듣는다. 그리고 비바람이 몰아치는 그날 밤, 실물과 똑같은 나뭇잎 그림을 그래서 담쟁이덩굴에 붙여 놓았다. 그 잎새 그림은 거센 비바람을 이기고 다음 날 아침 존시에게 모습을 드러냈다.

다시 밤이 되고 줄기차게 비가 내렸다. 그러나 마지막 잎새는 끈질기게 담쟁이덩굴에 붙어 있었다. 존시는 깨닫는다.

"난 형편없는 사람이었어. 죽고 싶다는 생각은 일종의 죄악이야."

마침내 존시는 조금씩 음식을 먹으며 건강을 회복하기 시작한다. 삶에 대한 희망이 그녀를 살린 것이다. 그러나 존시를 위해 비바람에 흠뻑 젖으며 마지막 잎새를 그려놓은 버먼은 급성폐렴에 걸려 죽고 만다. 버먼은 결국 「마지막 잎새」란 걸작을 남겼다.

존시는 마지막 잎새를 보며 살 수 있다는 의지를 회복하였고, 그녀의 정신력은 그녀에게 건강을 되찾아준 것이다. 이 놀라운 일을 자연의학에서는 당연하게 여긴다. 자연치유 시스템에서는 마음의 치유력이 신체의 물리적인 치유력이 활동하는 데 결정적인 역할을 한다고 생각하기 때문이다.

그럼 지금으로부터 100년도 더 전에 「마지막 잎새」를 집필한 오 헨리는 자연치유력에 대해 알고 있었던 것일까? 그렇지는 않을 것이다. 하지만 인류는 아주 오래 전부터 몸과 마음이 하나라는 것을 의식적이든 무의식적이든 깨닫고 있었다.

예일대 의과대학의 외과의사이자 미국의 대표적인 대체의학자인

버니 시겔(Bernie Siegel)이 저술한 『사랑은 의사』라는 책에는 난소암에 걸린 35세 여성이 암을 극복한 사례가 나와 있다.

이 여성은 암에 대한 모든 치료를 거부하고 죽을 때까지 타인을 사랑하고 봉사하겠다고 결심한다. 그리고 고아원이나 양로원을 찾아다니면서 정성껏 사랑의 봉사를 실천했다. 그러자 암이 저절로 소실되는 놀라운 결과가 나타났다. 평온한 마음, 사랑이 가득한 마음은 몸의 질병도 낫게 한다는 자연의학의 기본원칙을 보여준 사례이다.

이처럼 현대의 다양한 질병에 대하여 치료약을 투여하지도 않고 회복시키는 자연의학은 자주 기적 같은 일들을 만들어낸다. 자연의학은 우리 몸이 탄생할 때부터 지니고 있는 자연치유력을 원래의 온전한 상태로 되돌리는 것을 목표로 한다. 그래서 자연치유력이 본래의 힘을 회복하면 질병도 자연스럽게 낫는다는 것이 바로 자연치유 시스템이다.

인체 내의 세포 하나하나는 언제나 우리 몸을 최상의 상태로 유지하기 위해 끊임없이 일하고 있다. 세포가 일하는 방법에는 마음이 깊게 관련되어 있어서 마음 상태가 즐겁고 적극적이면 세포가 원래 가지고 있는 능력, 즉 자연치유력이 눈을 떠 기적과 같은 힘을 발휘한다. 이러한 세포의 능력 덕분에 우리 몸은 스스로 진단하고 치료하면서 신체 손상이 있을 때마다 그것을 바르게 되돌려 놓는다.

우리 몸에 상처가 생긴다. 그러면 우리 몸의 세포들 중 면역세포가 일제히 그 부위에 모여들어 치유에 돌입한다. 자연치유력은 인체를 원래의 균형적인 상태로 되돌리려는 목표를 가지고 있기 때문이다.

병이란 인체가 원래 가지고 있던 자연치유력이 훼손되었을 때 발생한다. 그러므로 자연치유력이 완벽하게 활성화되어 있는 사람에게는 어떠한 질병도 맥을 못 추게 되어 있다.

우리의 몸은 있는 그대로 신비로울 만큼 완전하다.

그리고 자연치유의 메커니즘은 그것을 발견하는 사람에게 온전한 건강이라는 혜택을 내려주고 있다.

Tip 병원에서 고치지 못한 환자만 오세요

우리나라에도 일찍이 자연치유를 통해 다수의 난치병 환자들을 고친 사례가 있다.

그 중의 한 사람이 순리치유법의 창시자 옥미조 선생이다.

남해의 한 섬에서 '순리원'을 운영하고 있는 그는 입버릇처럼 말한다.

"병원에서 고치지 못한 환자만 오십시오."

자신이 창안한 순리치유법으로 절망에 빠진 수많은 환자를 치료해오고 있는 그가 고친 병만도 각종 암을 비롯하여, 백혈병, 혈소판 감소증, 심근경색, 류머티스관절염, 고혈압, 당뇨병, 불면증, 자율신경 실조증, 신부전증, 불임 등 헤아릴 수 없이 많다. 그의 치료를 통해 완치된 환자만도 2002년에 이미 10만 명에 이르렀다.

현대의학에서도 손을 쓰지 못한 이 병들을 옥미조 선생은 순리로 치료하면 능히 낫기 마련이고 나을 수밖에 없다고 말한다. 병은 삶의 방식과 조건이 순리에 어긋나서 생긴 현상이며, 난치병이란 순리로 치료하는 방법을 모르는 사람이 붙인 말에 불과하다는 것이다.

이처럼 순리치유법 역시 인체에 원래 있는 자연치유력을 최대한 회복시키는 치료법 중의 하나라 할 수 있다. 현대의학에 불고 있는 자연의학의 바람은 우리나라에서도 현실이 되고 있다.

모든 병은 마음에서 비롯된다

병을 치유하는 가장 좋은 방법은 무엇일까? 훌륭한 명의를 찾아가는 방법도 있을 것이고, 새로운 신약이나 수술기법을 시행할 수도 있다. 이 책에서 제시하는 자연의학도 좋은 방법이다. 그러나 그 무엇보다도 환자의 치료에 가장 우선되어야 할 것은 '사랑'이라는 사실을 아는가?

버니 시겔은 『사랑은 의사』라는 저서에서 "환자들에게 사랑하는 법을 가르치면 병이 치유된다."고 주장하고 있다. 그 내용을 요약해 보면 다음과 같다.

대다수 환자들은 인생에 있어서 가장 어려운 시기에 다른 사람으로부터 사랑 받은 일이 없기 때문에 자기 자신도 사랑하지 못하는 사람들이다.

사랑은 모든 것을 치유하므로 환자들에게 사랑하는 법을 가르치면 병이 치유된다.

사랑의 첫 번째 대상은 자기 자신이어야 하며, 자신을 사랑할 줄 알아야 남도 사랑할 수 있다.

또한 자신을 사랑해야 살고 싶다는 의지도 나오고 질병과 싸울 의욕도 생기는 것이며, 자기를 사랑할 때 면역계의 활동이 강화되어 병이 치유의 방향으로 나아간다.

시겔은 사랑하는 마음이 치유의 기본이라고 했지만, 오직 사랑이라는 감정에 국한되지는 않을 것이다. 사랑, 희망, 감사, 그리고 즐거움과 기쁨 등 긍정적인 모든 감정이 인체에 좋은 영향을 끼친다는 것은 의학적으로도 수없이 입증된 바 있다.

기원전 4세기에 이미 플라톤은 "육체의 모든 병은 마음에서 비롯된다."는 명언을 남겼다.

고대부터 인류는 인간의 자연적인 치유능력을 믿고 있었으며, 몸과 마음이 둘이 아니라 하나라는 것을 알고 있었던 것이다. 그러나 과학이 발달하면서 인체는 과학적으로 분석되기 시작했으며, 인체의 각 부위를 세밀하게 연구하면서 통일적인 시각을 잃게 되었다.

그 결과 의학은 눈부시게 발전하여 유전자 조작까지 가능하게 되었지만, 정작 마음에서 비롯되는 병에 대해서는 예로부터 내려오던 선조의 지혜를 잊고 갈피를 못 잡게 되어버린 것이다. 그러나 고대의 지혜는 오늘날 다시금 힘을 발휘하고 있는 모양이다. 자연 그대로의 인간의 회복력을 믿는 긍정적인 힘으로 불치의 병을 치료하는 사례들이 날로 늘어가고 있으니 말이다.

미국 시사주간지 타임은 2003년 1월, '마음으로 몸을 치유하기 (How your mind can heal your body)'라는 제목의 특집기사를 다루었다. 기사 내용을 한마디로 요약하면 "마음만 잘 다스리면 무병장수할 수 있다."는 것이다.

구체적인 예로 우울증을 제대로 다스리면 골다공증, 심장병, 당뇨병은 물론이고 암과 치매에도 걸리지 않는다는 연구결과를 제시했다. 또 호흡법이나 점진적 근육이완법 등과 같은 몇 가지 스트레스 관리 요령만 익혀도 심장과 위장기능이 좋아질 뿐 아니라 수술 회복 속도도 크게 빨라진다고 한다. "모든 병은 마음에서 비롯된다."는 말이 하나둘씩 입증되면서 정신건강이 건강을 지키는 키워드가 됐다.

성인병의 경우만 해도 그렇다. 성인병은 80~90%가 누적된 스트레스, 다시 말해 마음의 병에서 비롯된다. 그래서 병이 난 한 부위만을 치료한다고 해서 근본적인 치료가 되지는 않는다. 마음부터 다스리고 생활습관을 바로 잡아야 잃었던 건강도 되찾을 수 있다.

긍정적인 사고로 뇌내 모르핀이 잘 분비되는 생활습관을 키우면 성인병의 많은 부분을 예방할 수 있다는 주장도 있다. 뇌를 젊게 하면 인간에게 본래 주어진 수명인 125세까지도 살 수 있다는 것이다.

이처럼 몸과 마음이 하나이며, 몸이 건강하기 위해서는 마음이 먼저 안정되고 평안해야 한다는 것은 굳이 자연의학을 거론하지 않더라도, 우리의 할머니나 어머니들도 익히 알고 있는 진실이다.

그러나 누구나 알고 있으면서도 실천하기 어렵기 때문에 건강을 향한 길은 그토록 멀게 느껴지는 것이 아닐까?

Tip 마음을 다스리는 양자의학

자연의학에 관심을 가진 사람이라면 '양자의학' 이라는 말을 한번쯤은 들어 보았을 것이다. 얼핏 듣기에 어려운 말 같지만, 양자의학의 원리는 간단하다. 바로 "마음을 다스려야 건강해진다."라는 것이 양자의학의 주장이다.

이 기회에 현대의학과 양자의학의 차이점을 한 번 비교해보자.

현대의학은 뉴턴의 물리학에 뿌리를 두고 있기 때문에 인간의 몸을 물질로만 파악한다. 뉴턴 물리학에서는 우주를 커다란 기계와 같은 것으로 보며, 인체 역시 물리학의 기계논리로 설명한다. 따라서 조직 및 장기에 병이 생기면 고장 난 부품처럼 그 장기만 치료하면 된다고 생각하여 각종 수술법을 발전시켰다.

뉴턴 물리학에서는 측정할 수 없는 것은 과학적으로 의미가 없는 것이라 간주한다. 그래서 현대의학은 눈에 보이지 않고 측정할 수 없는 인체의 에너지, 마음, 감정 등의 존재를 인정하지 않는다.

뉴턴 물리학에서는 전체가 부분의 합이며, 계속 분석하다 보면 전체를 알 수 있다고 생각하였다. 따라서 현대의학은 육체를 장기, 조직, 세포 그리고 유전자의 순서로 분석하는 작업을 계속하여 지금의 유전자 생물학에 이르게 되었다.

그러나 양자의학은 양자역학을 의학에 접목한 의학이기 때문에 현대의학과는 다른 특징을 가지고 있다.

우선 양자의학에서는 인간을 구성하는 3대 요소인 육체, 에너지, 마음을 따로따로 생각하지 않고 통합적으로 다룬다. 그래서 에너지의 파동과 인간의 심리상태를 중요시한다.

질병을 진단할 때에도 인간과 환경과의 관계를 중시하며, 특히 환자의 마음이 어떤 상태에 있는지에 유의한다. 환자를 치료할 때에는 환자가 가지고 있는 고유의 자연치유력을 중요시하기 때문에 의학의 중심에 환자가 있다고 생각한다.

양자의학에서는 환자에게 병이 나을 수 있다는 희망을 주는 것을 치료의 한 방편으로 삼는다. 따라서 어떠한 질환도 먼저 환자에게 희망과 기대감을 조성해야 하며, 그렇게 함으로써 병이 발생했던 반대 방향으로 면역체계가 움직이게 되어 병으로부터 회복할 수 있다고 한다. 이것을 '희망치료'라고 부른다.

이처럼 사람의 마음을 치유의 중심에 두는 양자의학에서는 친구를 자주 만나서 즐거움을 만끽하는 것, 애완동물을 키우며 사랑을 주고받는 것, 재미있는 책이나 TV 프로그램을 보면서 자주 웃는 것, 주변의 모든 이들에게 감사와 사랑의 마음을 갖는 것 등을 모두 치료의 중요한 요소로 생각한다. 이러한 양자의학의 기본 관점은 많은 대체의학에 영향을 끼쳐 생체역학, 명상요법, 최면요법, 심상요법, 향기마사지요법, 요가 등의 다양한 치유법을 발전시켰다. 이 모든 치유법의 근본은 한 마디로, "모든 병은 마음에서 비롯된다."는 것이다. 그래서 양자의학은 '마음 다스리기'를 건강을 위한 최고의 치유법으로 제시한다.

인체의 회복력을 정상으로 돌려놓자

KBS 다큐멘터리 〈생로병사의 비밀〉에서 2009년 11월 29일에 방송한 '우리 몸을 살리는 밥상' 편에는 자연식으로 병을 치료한 사례들이 나온다. 그 중 두 가지를 살펴보자.

새집증후군과 잘못된 식습관으로 아토피가 심해진 한 아이가 있다.

아이의 부모는 아이의 아토피가 심각하다는 것을 깨닫고 식습관을 바꾸기로 했다. 그래서 기존의 음식습관을 버리고 직접 기른 신선한 제철채소, 과일 등 자연식을 식탁에 올렸다.

그 결과 서서히 아토피가 낫기 시작했으며, 지금은 전부 나았다고 할 수 있을 정도로 상태가 좋아졌다.

신장이식을 한 59세의 남자가 있다.

원래 장기를 이식한 사람은 평생 면역억제제를 먹으면서 살아야 한다.

그러나 이 남자는 면역억제제를 전혀 먹지 않는 대신 직접 기른 채소와 과일을 통째로 소식하며 살고 있다.

그리고 30년째에 접어드는 지금도 건강하게 잘 살아가고 있다.

병원의 처방 없이도 난치병을 고치고, 건강을 유지하며 잘 살고 있는 사람들은 무엇이 다른 것일까? 자연식을 해서 그렇게 됐다면, 자연식이 우리 몸에 어떤 작용을 하는 것일까?

인간이란 본래 어떠한 질병에도 이길 수 있는 축복을 간직한 채 탄생했다. 이는 인간이 면역체계를 가지고 태어났기 때문이다. 자연식은 인간의 면역기능을 향상시켜 몸에 해로운 것들을 차단해주는 역할을 해준다.

그렇다면 면역체계는 무엇일까?

요즘 건강에 대한 관심이 높아지면서 각종 건강관련 자료들에서는 면역체계니 면역기능이니 면역세포니 하는 여러 가지 용어들이 난무하고 있는데, 간단하게 정리하면 다음과 같다.

면역기능이란 세균이나 적이 침입해 들어왔을 때 그것을 죽이도록 되어 있는 인체의 자기방어 기능이다. 면역체계란 적을 공격하여 없애는 인체의 방위 사령부라 보면 된다. 면역세포는 면역체계의 최첨단 군대를 말한다.

면역체계와 면역세포는 힘을 합쳐 인간의 면역기능을 최상의 상태로 돌려놓으려는 목표를 가지고 있다.

내 몸에 암세포가 생겼다고 가정해 보자. 그러면 면역체계는 암세포를 공격하여 원래의 건강한 상태로 되돌려 놓으려 작전을 개시한다. 면역체계의 최첨단 군대인 면역세포는 이 명령에 따라 적을 무찌르러 나아간다. 그런데 면역세포 자체에 병이 들어있다면 암세포를 이길 수가 없다.

한 번 공격에 패한 면역세포는 '졌다' 라는 기억을 간직하게 된다. 한 번 입력된 이 기억은 사라지지 않고 있다가 새롭게 만들어진 면역세포에 입력된다. 그리하여 새로운 면역세포도 암세포를 더 이상 공격하지 않게 되는 것이다. 암환자가 암을 이길 수 없는 이유는 바로 이 면역세포의 이상 증상 때문이다.

그러나 면역세포를 다시 건강하게 만들어주면 '졌다' 는 기억은 사라지고 다시 암세포를 공격하여 암을 이길 수 있게 된다. 이것이 바로 자연치유를 통해 암을 고쳤다는 사람들의 몸에서 일어난 일이다.

그렇다면 면역세포를 활성화시키기 위해서는 어떻게 해야 하는가? 여기에는 여러 가지 방법이 있겠지만, 식생활을 개선하는 것만으로도 면역세포가 건강해질 수 있다고 한다.

면역세포에 건강을 돌려주는 식사법은 채식이라고 주장하는 과학자들이 있다. 동물성 식품을 많이 섭취하게 되면 신체 내에 면역기능을 약화시키는 호르몬이 분비되기 때문이라는 것이다. 여기서 한 걸음 더 나아가 과학자들은 채소 중에서도 특히 버섯류가 인체의 면역력을 향상시킨다는 것을 발견하였다. 그래서 최근에는 버섯을 이용해 면역력을 키우는 약물 개발에도 주력하고 있다.

직접 기른 채소만으로 아토피를 고치고, 면역억제제 없이도 몸의 건강을 지키는 장기이식 환자의 예를 보면, 자연식이 면역력 강화에 도움이 된다는 것은 맞는 말인 듯하다.

하지만 그렇다고 고기를 아예 안 먹고 버섯 위주의 채식으로만 식단을 짜는 것을 권하고 싶지는 않다. 넘치는 것은 모자라는 것만 못하다. 버섯에 암 예방 및 치료에 도움이 되는 영양소가 많이 함유된 것은 사실이지만, 특정식품에 너무 의존하는 것도 인체를 약화시킬 수 있기 때문이다.

자연식을 할 때에도 자신의 몸 상태를 꼼꼼히 체크해본 뒤 실천해야 한다. 자신에게 필요한 영양소가 들어있는 식품 위주로 식단을 짜되, 가능하면 골고루 섭생하도록 하자. 자연식의 좋은 점은 취하되, 인체의 자연스러운 치유력은 자연스러운 방법으로 키워진다는 사실 역시 명심하는 것이 좋다.

Tip 음식으로 병을 고친다

영양면역학은 식생활의 개선을 통해 우리 몸의 면역기능을 강화시킬 수 있다고 주장한다. 특히 인체의 면역기능을 증진시키는 영양소인 파이토케미칼은 식물이 태양광선과 합성하여 생성하는 물질이기 때문에, 건강하고 온전한 자연식물을 먹어야 한다는 것이다.

파이토케미칼과 항산화제, 폴리사카라이드는 영양면역학에서 집중적으로 연구하고 있는 영양소들이다.

항산화제는 노화를 완화하는 데 도움을 준다. 포도씨와 로즈히프는 항산화제가 들어있는 대표적인 식품들이다. 특히 OPC(포도씨 함유 항산화제)는 비타민C보다 20배 강력하고, 비타민E보다 50배 강력하다고 한다.

파이토케미칼은 모든 종류의 질병 예방에 도움을 준다. 선인장의 파이토케미칼은 상처 치유와 항염 효과가 있으며, 대두에는 콜레스테롤을 개선하고 암을 억제하는 파이토케미칼이 풍부하다. 인삼 열매의 파이토케미칼은 비만과 당뇨에 효능이 있다.

폴리사카라이드는 암을 예방하거나, 암 환자들의 회복을 돕는 다당체로, 주로 버섯에 많이 들어 있다.

Tip 약용 버섯별 효능

- 아쿠아리스 버섯 : 종양 억제 성분이 들어있어 암 치료에 효과가 있다.
- 영지버섯 : 피를 맑게 하고 혈액의 흐름을 원활하게 한다. 콜레스테롤 수치를 낮추고, 핏속의 노폐물을 없애 당뇨병에 좋다.
- 상황버섯 : 면역력을 강하게 하고, 해독작용을 하여 부인병과 식중독, 감기 등에 효과가 있다. 항암 효과도 뛰어나지만 독성이 있어 지나치게 복용하면 위험할 수 있으므로 전문의의 진단에 따라 복용하도록 한다.
- 운지버섯 : 간세포를 보호하는 성분이 있다. 간염 등 만성 간질환에 좋으며, 항암 성분이 뛰어나 암 연구에 활발히 이용되고 있다.
- 말굽버섯 : 소화기 질병에 좋다. 식도암과 위암, 자궁암 등에 효과가 있다. 지혈, 염증, 음식을 먹고 체한 것을 치료하는 데 사용하기도 한다.
- 송이버섯 : 성질이 서늘하여 몸에 열이 많은 사람에게 좋고, 열량이 적어 비만에도 좋다. 특히 위와 장의 소화 기능을 돕고, 혈액순환을 촉진해 손발이 저리고 힘이 없거나 허리와 무릎이 시린 노인들에게 효험을 보인다. 항암 성분도 다른 버섯보다 강하다.
- 표고버섯 : 기를 강하게 하고, 허기를 느끼지 않게 하며, 풍을 고치고 혈액순환을 돕는다.
- 팽이버섯 : 각종 아미노산과 비타민이 많이 함유되어 있어 혈압을 조절하고 면역력을 높이며 암과 성인병 예방에 효과가 탁월하다.

부족한 영양소 채우기

자연식이 건강에 좋다는 것은 누구나 알고 있는 사실이다. 그러나 자연식을 어떻게 섭취하느냐 하는 문제는 여전히 남아 있다.

자연식으로 치유한 사람들처럼 자연으로 돌아가서 직접 채소를 재배하며 뿌리째 먹으면 제일 좋겠지만, 현재의 생활을 포기하면서까지 시도할 수는 없는 일이다. 차선책으로 식생활만이라도 자연식으로 바꾸려 해도 자연 그대로의 식품을 구하기가 쉽지 않다.

유기농산물의 가격도 만만치 않을뿐더러, 애써 구하더라도 어머니나 아내에게 유기농산물만 자연식으로 조리해달라고 요구하기도 어렵다. 그래서 며칠 자연식이니 유기농식이니 하며 부산을 떨다가도 힘에 부쳐, "그냥 생긴 대로 살지 뭐."하고 체념해버리는 것이 우리들의 현실이다.

그러나 아직 포기하기는 이르다. 과학은 괜히 발달한 게 아니라 인간을 편리하게 하기 위해 존재하는 거니까. 현대의학에서 비타민과 필수영양소를 보충해주는 '분자교정의학'이라는 분야가 생겨난 것은 바로 이 때문이다.

가공식품과 오염된 식품들이 난무하는 환경 속에서 현대인들은 영양의 불균형 상태로 살아가고 있다. 이를 바로 잡기 위해서는 올바른 식생활은 물론, 비타민, 미네랄, 아미노산, 지방산 등을 골고루 섭취해야 한다.

만약에 우리가 매일매일 고기만을 섭취를 하게 되면, 세포가 반드시 취해야 할 영양물질 중에서 아미노산은 넘쳐나는데 포도당이 턱없이 모자라게 된다. 그래서 세포들은 모자라는 포도당을 취하기 위해 아미노산을 포도당으로 전환하는, 세포의 입장에서는 퍽이나 귀찮은 작업을 해야만 하다.

우리가 영양소를 골고루 섭취해야하는 것은 바로 이 때문이다. 탄수화물과 지방, 단백질의 3대 영양소, 그리고 비타민류와 미네랄 등 세포에 필요한 영양분을 부족하지 않게 섭취하면, 세포는 아무 걱정 없이 최상의 건강상태를 유지할 수 있게 된다.

그러나 우리가 일상적으로 먹는 음식물에는 비타민과 미네랄이 결핍되어 있는 경우가 대부분이다. 애써 유기농과 자연식을 골라가며 섭취하더라도 흡연이나 공기의 오염, 약물중독, 과로한 상태 등이 영양물질을 빨리 소모시켜서 반건강 상태에 빠지게 된다.

이렇듯 자연 그대로의 식품을 섭취하기 어려운 현대인들에게는 필수영양소를 보충해주는 건강기능성 식품도 권장할만하다. 몸이 허약해졌을 때 영양제 주사를 맞듯, 약해진 세포를 회복시키는 가장 빠른 방법이 될 수도 있기 때문이다.

히포크라테스는 "질병의 예방과 치료를 위해서는 어떤 방법이든 좋으나, 해가 되는 일은 하지 말라."고 하였으며, 영양학자 에어로라 는 "오늘의 의사가 내일의 영양학자가 되지 않으면, 오늘의 영양학 자가 내일의 의사가 될 것이다."고 하였다. 건강에 필요한 영양소를 섭취하는 일이 그만큼 중요하기 때문에 현대의학에서도 필수영양소 의 섭취에 그토록 관심을 기울이고 있는 것이다.

곧장 갈 수 없다면 돌아가는 길을 택하라. 자연 그대로의 영양소 를 섭취하기 어렵다면, 자신에게 필요한 영양소가 농축된 비타민제 나 건강보조식품을 섭취하자. 인체의 균형을 맞추도록 최선을 다해 노력하는 만큼 내 몸은 정상리듬을 찾아갈 것이다.

Tip 영양제로 치료한다, 분자교정의학

분자교정의학이란 인체 내의 모든 분자상태의 기능을 회복함으로써 면역력을 돕는 방법을 말한다. 특히 각 환자의 상태에 맞게 이러한 영양소들을 처방하여 인체의 균형을 회복하는 '맞춤형 치유법'이 바로 분자교정의학이다.

미국의 과학자 라이너스 폴링은 30여 년 전에 분자교정의학이라는 새로운 패러다임의 의학 세계의 문을 열었다. 이 이론에 영향을 받은 미국의 몇몇 의사들이 비타민이나 미네랄 같은 영양제로 환자를 치료하려는 움직임을 보였고, 그 결과 지금은 많은 의사들이나 대체의학 관계자들이 분자교정의학에 발을 들여 놓은 상태이다.

비타민C를 3,000mg에서 10,000mg까지 복용하게 되면 단순한 영양제로서의 효능에서 벗어나 질병까지 치료할 수 있다고, 비타민C의 대량섭취를 권장했던 장본인이 다름 아닌 폴링 박사였으며, 이것이 분자교정의학의 한 예이다.

Tip 메가 비타민 요법

분자교정의학의 주된 방법은 바로 메가 비타민 요법이다.

메가 비타민 요법이 미국을 포함한 선진국에서 각광을 받고 있는 데는 이유가 있다. 의약품 대신 비타민, 미네랄, 필수아미노산, 필수지방산, 효소, 엽록소, 생리활성물질, 기타 섬유소 등 영양성분들을 인체에 투여함으로써, 전통적인 의학으로는 치료가 어려웠던 난치성 질환들이 개선되는 결과를 보이고 있기 때문이다.

암, 당뇨병, 심근경색, 협심증, 고혈압, 동맥경화증, 류마티스관절염, 천식, 만성간염, 간경화증, 신부전, 악성피부질환, 자율신경 실조증, 정신분열증, 노이로제, 만성위염, 위·십이지장궤양 등의 만성 난치성 질환의 예방과 치료에 메가 비타민 요법은 경이적인 효과를 발휘하고 있다.

이처럼 분자교정의학은 신체의 자연성을 회복하기 위하여 신체에 이질적인 의약품을 배제하는 대신, 우리가 항상 접하는 친숙한 식품과 그 속의 영양물질을 섭취하는 것을 기본으로 삼는다. 이것이야말로 인체의 항상성을 유지하는 최적의 방법 중 하나이기 때문이다.

자연치유력을 키우는 건강 생활법

앞에서 살펴본 바와 같이 자연의학은 현대의학의 한 분야로 인정받으며 그 입지를 점점 확장해가는 중이다. 이제 병에 걸리면 무조건 이기고 봐야 한다는 관점은 지나가고 있다. 그보다는 인체의 자연치유력을 키워서 병을 다스리며 치료해야 한다는 관점이 대세를 이루고 있다.

그렇다면 인체의 자연치유력을 키우는 방법에는 무엇이 있을까? 우리가 지금 당장 실천할 수 있는 방법들을 알아보자.

자연치유력을 높이는 식습관

균형 잡힌 영양 섭취는 자연치유력을 키워준다. 불규칙한 식사나 다이어트 등으로 저영양 상태가 되는 순간 인체의 자연치유 시스템은 정지된다. 또한 육식 등의 고지방, 고단백 식사를 계속하면 장내에 나쁜 세균이 많이 증식하여 유해물질을 발생시킨다. 이는 면역기능을 약화시켜 인체의 자연치유력을 무력하게 만든다.

음식을 잘 씹어 삼키면 타액이 분비되어 면역력이 높아진다. 침에는 소화가 잘 되게 하는 효소뿐 아니라 살균, 항균작용을 하는 효소들도 있다. 그러므로 잘 씹어 먹으면 위장의 움직임도 활발해지고, 면역세포에 필요한 영양소도 잘 공급되어 자연치유력이 상승한다.

인스턴트식품이나 가공식품에는 몸 안의 활성산소를 발생시키고 발암물질을 유발하는 성분들이 많이 들어있다. 이것들이 몸속에 축적되면 면역에 없어서는 안 될 비타민C와 아연 등의 흡수를 방해하므로 피하도록 한다.

폭식이나 폭음은 장에 부담을 주므로 삼간다. 장이 피곤하면 면역세포들의 활동이 저하되어 자연치유력을 떨어뜨리기 때문이다.

그러므로 자연에서 나온 식품들을 골고루 균형 있게 섭취하는 것이 건강의 기본이라는 원칙을 항상 잊지 말고 실천하도록 하자.

자연치유력을 높이는 생활습관

체온은 따뜻하게 유지하는 게 좋다. 면역세포는 37℃ 전후에서 가장 활발하게 움직이며, 체온이 1℃ 올라가면 면역세포의 활성률이

6배가 되지만, 반대로 0.5℃ 내려가면 35%나 저하된다.

목욕은 몸을 따뜻하게 해주며 혈액순환과 신진대사를 좋게 해줘 면역 활동을 활성화시킨다. 그러나 42℃ 이상의 뜨거운 물에 들어가면 혈압이 상승하기 때문에 스트레스를 느껴 면역력이 저하된다. 그러므로 목욕물은 38~40℃가 가장 알맞다.

충분한 수면은 하루의 활동으로 지친 장기나 세포를 회복하고 피부와 점막, 면역세포의 생성을 촉진해준다. 수면시간이 줄어들면 면역력이 떨어져서 병에 걸리기 쉬운 것도 이 때문이다. 면역력을 높이는데 가장 효과적인 수면시간은 7시간 전후라고 하는데, 어렵다면 짧은 시간이라도 질 좋은 수면을 취하도록 노력하자.

이외에도 담배와 알코올 멀리하기, 스트레스 조절하기, 건강한 마음 유지하기 등 건강한 생활을 영위하는 것이 자연치유력에 효과적이라는 것은 말 안 해도 알 수 있는 사실이다. 생활습관들을 가까이하여 모든 일상을 자연치유력에 도움이 되는 체계로 만들자. 건강한 생활습관이야말로 병을 치유하는 가장 안정되고 완전하면서 확실한 방법이며, 동시에 병을 예방하는 가장 효과적인 방법이다.

"무엇인가를 하려고 하지 말라."

"자연치유력을 존중하라."

히포크라테스의 이 말은 자연치유력을 키우는 근본적인 자세가 무엇인지를 잘 말해주고 있다.

제3장
내 몸과 마음이 원하는 자연의학

기적을 부르는 현미식

지금까지 자연의학이 어떻게 우리 몸의 자연치유력을 높여주는가를 알아보았다. 그렇다면 자연치유력을 높이기 위해 어떤 치유법을 사용해야 할까?

지금까지 나온 자연의학의 방법들 중 그 효과가 입증된 것들을 소개하고자 한다.

일흔이 넘은 한 노인이 있었다. 그는 항상 혈압이 180/120mmHg을 웃돌았다. 그러던 어느 날 감기증세로 병원에 갔는데, 혈압이 200mmHg이 넘는 바람에 위험한 고비를 맞기도 했다.

노인은 이후 딸의 권유로 현미식을 하게 되었다. 그러자 평생 고생하던 만성변비가 나았다. 그리고 현미식을 한 지 3개월째 접어들자, 혈압 약을 안 먹었는데도 혈압이 내려가기 시작했다.

놀라운 일인가? 그럴 수도 있다. 하지만 현미식은 이처럼 놀라운 일을 자주 일으키곤 한다.

우리의 옛 어른들은 "밥 힘으로 산다."는 말을 종종 한다. 내가 먹는 음식이 나를 만든다는 것을 우리의 지혜로운 선조들은 이미 알고 있었다. 더욱이 우리는 대대손손 밥을 주식으로 살아오고 있으니, 밥의 중요성은 두말할 필요도 없다.

건강을 위해서는 살아있는 쌀을 먹어야 한다. 자연 그대로의 곡식을 먹는 것이 가장 좋겠지만 벼를 그대로 먹는 것은 불가능하기 때문에, 자연 상태에 가장 가까운 쌀을 먹는 것이 차선책이 되겠다. 그 쌀이 바로 '현미'이다.

벼에서 겉껍질만 한 번 벗겨낸 1분 도미를 현미라고 하는데, 색이 거무스름해서 현미라고 불리게 되었다. 백미는 벼를 10번 도정한 것이며, 현미와 백미의 중간 단계로 5분 도미와 7분 도미가 있다. 쉽게 생각해보아도 껍질을 한 번만 벗겨낸 쌀이 10번 벗겨낸 쌀에 비해 영양가가 많을 것은 분명하지 않은가?

현미는 쌀겨와 씨눈이 거의 그대로 보존되어 있는 살아있는 식품이다. 실제로 현미의 씨눈에서 싹이 트게 할 수도 있는데 이것이 바로 발아현미이다.

자연 상태의 쌀에 가장 가까운 현미는 자연식이자 건강식으로 손색이 없다. 현미의 씨눈과 쌀겨에는 다양한 비타민과 칼슘, 인, 철분 등의 무기질과 지방질도 다량 함유되어 있다. 특히 현미의 비타민E 에는 우리 몸이 산성 체질로 바뀌는 것을 막아 각종 성인병을 예방하고 노화를 방지하는 효과가 있다. 또한 현미의 씨눈에 있는 피틴산이라는 성분은 몸속의 유해물질과 중금속을 배출시킨다.

영양덩어리인 현미를 매일같이 먹으면 당연히 건강해지겠지만, 문제는 현미밥이 백미밥보다 짓기도 어렵고 맛도 없다는 것이다. 더욱이 현미는 단단한 쌀겨층으로 둘러싸여 있어 소화기능이 약한 사람은 꼭꼭 씹어 먹어야 몸에 효과적으로 흡수가 된다.

현미의 영양성분은 70% 이상이 쌀눈에 들어 있기 때문에 반드시 30번 이상 씹어야만 부서져서 제대로 흡수될 수 있는 것이다. 그런데 이가 약한 노인이나 환자들은 딱딱한 현미밥을 씹기가 힘들기 때문에 할 수 없이 부드러운 죽이나 흰쌀밥으로 대신하게 된다.

그렇다고 여기서 포기할 수는 없다. 현미밥이 맛이 없다면 다른 통곡식을 섞어서 밥을 지어 먹도록 하고, 현미밥이 너무 딱딱하다면 압력솥을 이용해서라도 부드럽게 하여 적극적으로 섭취하려는 노력이 필요하다. 현미식은 몸에 그만큼 중요하기 때문이다.

흰쌀밥이나 빵에 주식의 자리를 내주지 말고, 현미, 차조, 차수수, 율무, 기장, 통보리, 콩, 팥 등을 충분히 활용한 통곡식을 먹어야 하는 이유는 또 있다. 현대인의 부족한 섬유질을 보충하는데 더없이 좋은 방법이기 때문이다. 특히 현미의 풍부한 섬유소는 장의 연동작용을 활성화시켜 변비를 예방하고 장내 노폐물을 제거하여 혈중 콜레스테롤 농도를 떨어뜨린다.

육류와 가공식품이 식탁의 많은 자리를 차지하고 있는 우리에게 섬유질은 필수적인 영양소이다. 채소나 과일, 해조류 등을 먹어서 섬유질을 보충한다고 해도, 주식인 쌀을 바꾸는 이상의 효과를 기대하기는 어렵다.

현미식 치료 사례를 하나 더 들어보자.

나는 54세의 여성이다.

10년 전부터 온몸의 뼛골과 핏줄, 살점마다 통증이 찾아와 온몸에 힘이 쫙쫙 빠지고 가슴이 항상 뻥 뚫린 것 같은 허전한 현기증에 시달리며 살아왔다. 한번 자리에 누우면 구들장 깊숙이 가라앉는 것 같은 힘겨운 증상을 앓아왔다.

병원을 수십 군데나 다닌 끝에 '저혈당 당뇨'라는 병명을 받았다. 좋다는 약은 다 먹고, 유명한 병원에서 치료를 했지만 별다른 효과가 없었다.

그러던 중 한 이웃이 현미식을 해보라고 권유했다. 현미가 당뇨에 좋다는 이야기는 많이 들었지만 먹기도 불편하고 소화도 잘 안 된다는 막연한 생각에 주저했다. 그러나 그간의 고통에서 벗어날 수 있다는 작은 희망에 현미식을 하게 되었다.

현미식을 시작한 지 20여 일이 지나자, 발바닥에서부터 효과가 나타났다. 가뭄에 논바닥이 갈라지듯 하고 곰발바닥처럼 군살이 생기던 발바닥이 매끈 매끈해지는 것이었다. 뿐만 아니라 안개 낀 것처럼 침침했던 눈도 밝아졌다. 몸의 통증도 차츰 가라앉아 갔다.

그러던 중 갑자기 심근경색으로 쓰러져 응급실에 실려가게 되었다. 중환자 실에서 일주일가량 입원 중에 수술을 받게 되었는데, 당뇨검사를 한 결과 신 기하게도 당뇨 수치가 하나도 나오지 않았다. 수술 후에 안 사실이지만 당뇨 가 있으면 수술을 받을 수가 없다는 것이었다. 그러나 현미식을 한 덕분에 무 사히 수술을 받았고, 지금까지 건강을 유지하고 있다.

현미식의 기적은 이것뿐만이 아니다. 각종 난치병들이 현미식을 통해 완치되거나 호전을 보이고 있다는 사례는 건강서적과 인터넷 에 넘쳐난다.

자연 그대로의 영양소를 간직하고 있는 현미는 먹는 사람에게 기 적과도 같은 건강을 선사한다. 특히 자연식에서 점점 멀어지는 현대 인들에게 현미는 선택이 아닌 필수라고 할 수 있다.

Tip 현미밥 맛있게 먹기

현미밥 짓는 방법

현미 60%, 검정콩 20%, 현미찹쌀 10%, 수수 10%의 비율로 현미밥을 지으면 밥도 구수하고 맛도 좋다. 차조, 차수수, 율무, 통보리 등을 더 추가해서 맛있게 지으면 더욱 좋다.

현미밥이 거칠어서 먹기 싫다면 현미밥을 지을 때 물을 많이 넣으면 밥이 물러져 먹기가 좋다. 그래도 딱딱하다면 압력솥을 이용하자.

압력솥으로 현미밥 짓는 법

우선 물을 현미쌀 양만큼 붓고 가열한다. 불 조절은 중간으로 하면 된다.

10분 정도 가열을 하면 압력밥솥 추가 빙빙 돌면서 소리가 난다. 그러면 그 상태에서 5분 정도 더 가열한다.

5분이 지나면 불의 크기를 제일 약한 크기로 줄여 10분 정도 더 가열한 뒤 불을 완전히 끈다. 바로 김을 빼면 밥맛이 없으므로 5분 정도 뜸을 들인 후 먹으면 된다.

한 끼의 현미밥 양은 1공기 정도로 한다. 그 이상 먹으면 과식이 된다. 현미에는 지방분과 영양성분이 많아서 조금만 먹어도 속이 든든하기 때문이다.

현미밥과 어울리는 반찬

제철에 나는 채소, 된장국, 김, 멸치 등이다. 반찬을 만들 때는 화학조미료가 아닌 멸치국물, 고추장, 된장, 액젓 등 천연조미료를 사용하면 맛도 좋고 건강에도 좋다.

현미식을 하기 어려운 사람은 백미에 현미를 조금씩 섞어서 먹다가 차츰 현미의 비율을 늘려가도록 한다.

모든 건강법의 기본, 칼슘 건강법

2개월간 운동과 식이요법으로 6kg 체중 감량에 성공한 한 여성은 요즘 새로운 고민거리가 생겼다. 치통이 생긴 것이다. 처음에는 이에 문제가 있으려니 하고 여겼으나 치과에서는 초저열량 식단으로 인해 매일 섭취해야하는 비타민과 미네랄이 결핍됐기 때문이라는 신단을 내렸다.

특히 저열량 다이어트식 때문에 칼슘이 부족하게 되면 치아를 비롯한 몸의 모든 뼈가 약해진다. 이러한 방법은 다이어트에도 도움이 되지 않는다.

칼슘은 장내 콜레스테롤 흡수를 억제해 주는 역할을 하기 때문에 체중감량을 도와준다. 반면에 칼슘 섭취량이 부족하면 상대적으로 지방세포 안의 칼슘 농도가 증기하면서 지방 분해가 억제된다. 같은 양을 먹어도 살이 찌는 체질이 되어버리는 것이다.

2010년 9월, 식약청이 조사한 결과 12살까지의 어린이들이 열량을 섭취하는 음식은 쌀밥과 잡곡밥, 우유 순이었다. 그러나 13살부터 19살까지 청소년들의 경우에는 우유 대신 라면이 그 자리를 차지했다. 초등학교 때까지는 우유급식이 나오고, 부모님들이 억지로라도 우유를 먹이지만, 커가면서 학원 등 바깥 활동이 많아지고, 라면 섭취량도 따라서 늘어나는 것이다.

이렇다 보니 평균 칼슘 섭취량은 권장량의 절반 수준에 불과했고, 특히 13살 이상 청소년들의 무려 97%가 칼슘이 부족한 것으로 조사되었다.

이처럼 현대인들은 다이어트나 가공식을 즐기는 식습관 때문에 전반적인 영양 불균형 상태에 처하게 된다. 특히 칼슘 부족은 신진대사에 나쁜 영향을 미친다.

신진대사가 정상인 사람에게는 암도 발생하지 않고 성인병이나 세균성, 바이러스성 염증 질환에도 걸리지 않는다. 그 이유는 우리 몸에 적을 방어하는 면역기능이 있기 때문이라는 것은 앞에서 살펴보았다.

그런데 이 면역기능을 높이기 위해서는 혈액이 정상상태, 즉 약알칼리성을 유지해야 한다. 건강한 상태의 혈액은 몸속을 막힘없이 흘러 다니며 산소와 영양을 전신에 공급해주고, 우리 몸의 약해진 부분을 정상으로 회복시킨다.

혈액이 약알칼리성이 되기 위해서는 알칼리성 식품을 많이 섭취해야 하는데, 알칼리성 식품에는 현미, 잡곡, 채소, 산나물, 생과일과 미역, 다시마, 파래, 톳 등 해조류가 있다. 알칼리 이온수를 많이 마시는 것도 좋으며, 칼슘 제품을 복용하는 것도 편리한 방법이다.

산성 식품은 가공식품, 특히 기름에 튀겨서 파는 식품(라면, 튀김 제품, 어묵 등)과 육류, 설탕이 든 음료 등이다. 특히 흰 설탕이 든 가공식품은 칼슘을 파괴하여 우리 몸을 산성 체질로 만든다.

흰 쌀밥도 전형적인 산성 식품이다. 그래서 밥을 주식으로 삼고 있는 한국인과 일본인들은 웬만큼 알칼리성 식품을 섭취해도 산성 체질을 면하기가 쉽지 않다.

산성 체질이 되면 혈압이 높아지고 심장병에 걸릴 가능성이 증가되며, 정서불안 증세를 나타내기도 하고, 뼈가 약해진다. 이러한 증상을 예방하기 위해서는 엄마 뱃속에 있을 때부터 충분한 칼슘이 공급되어야 한다. 그러므로 엄마는 임신 중이거나 수유 중에 자신뿐만 아니라 태아를 위해서라도 칼슘을 충분히 섭취해야 한다.

칼슘은 불임에도 도움이 된다. 정자 주위에는 다른 세포와 마찬가지로 1만 배나 되는 대단히 농도 짙은 칼슘이 있다. 그런데 칼슘의 섭취가 적어지면 정자의 움직임도 둔해진다.

　태아의 수정은 적절한 농도의 칼슘을 가진 정자가 난자로 들어가면서 난자 안에 정자의 칼슘이 흘러들어가는 현상이다. 난자 역시 세포에 충분한 칼슘이 없으면 정자를 받아들일 수 없어 수정이 이루어지지 않는다. 따라서 충분한 칼슘 섭취는 칼슘 부족으로 인해 생기는 불임을 치료하는 데 대단히 효과적이다.

　러시아 장수 지역인 카프카스 지방을 조사한 일본의 영양학자 가와시마 시로 박사는 그의 저서 『알칼리식 건강법』에서 그곳 사람들의 장수 원인을 알칼리식에서 찾았다.

　카프카스 지방의 물은 pH(산성도를 측정하는 척도)7.2~7.4로서 사람의 혈액 pH7.4와 거의 비슷한데 그것도 평생 먹는 물의 pH가 사람의 혈액 pH와 같다는 것은 놀라운 사실이었다.

　카프카스 지방의 물 pH가 이와 같이 알칼리성을 갖는 이유는 무엇일까? 그것은 만년설이 녹아내린 물이 땅 속으로 스며들어 토양의 화강암, 현무암층을 거치면서 칼슘을 비롯한 미네랄이 풍부하게 함유되기 때문이다. 음용수에 의해 장수 여부가 결정되는 것은 비단 카프카스에만 국한된 사례가 아니다.

　인체는 약알칼리성을 유지할 때 가장 건강하다. 약알칼리성이 되면 인체의 항상성이 유지되고 정상적인 면역기능이 발휘되어 질병을 이겨낼 수 있다.

　알칼리성을 유지하는 가장 좋은 방법은 칼슘이 든 식품 위주로 섭취하는 알칼리식이다. 칼슘을 너무 많이 섭취하지 않을까 걱정할 필요는 없다. 입으로 섭취된 칼슘은 장을 통해서 흡수되는데, 체내에 칼슘이 충분하면 더 이상 흡수되지 않고 배설되기 때문이다.

그러나 칼슘이 부족하면 그것을 보충하기 위해 뼈에서 칼슘을 녹여 빼내기 때문에 뼈가 약해진다. 이때 혈액 속으로 들어가지 못한 칼슘 성분은 세포 속으로 넘쳐 들어가 세포의 활동을 방해한다. 이러한 상태가 지속되면서 여러 가지 질병이 발생하는 것이다.

알칼리 건강법의 핵심은 칼슘이다. 알칼리 건강법과 칼슘 건강법은 동일하게 사용된다. 그리고 모든 건강요법의 최전선에는 칼슘 건강법이 자리하고 있다.

Tip 알칼리식을 위한 녹색 채소 먹는 법

- 녹색 채소를 가장 먼저 먹는다.
- 가능하면 날 것으로 먹는다.
- 양념을 하지 않고 먹는다.
- 녹색 채소의 과잉섭취란 없다.
- 야채즙은 가능하면 피하고 통째로 먹는다.
- 떫은맛은 마그네슘과 칼슘의 흡수를 방해하므로 덜 익은 채소를 피한다.
- 가급적 제철 채소를 먹는다.

경이로운 알로에의 효능

여성의 가장 큰 소망은 아름다움이다. 날씬한 몸매를 위하여 지나친 다이어트 끝에 거식증으로 목숨을 잃는 여성, 성형수술이나 각종 약물, 기능성 화장품을 잘못 사용해 부작용으로 피해를 입는 여성들의 사례는 무수히 많다. 이는 여성의 아름다움에 대한 애착이 얼마나 간절한 것인지를 잘 말해준다.

그러나 아무리 늘씬한 몸매에 화려한 화장과 패션으로 치장하더라도 거친 살결, 기미낀 얼굴, 누렇게 뜬 피부를 가지고 있다면 미인이라고 할 수 없다. 특히 변비에 걸리면 피부에 윤기가 없어지고, 여드름이나 뾰루지 등이 생기기 쉽다. 이 변비에 탁월한 치료효과를 가진 것이 바로 알로에다.

정신적인 불안이나 고민, 스트레스 등도 피부가 거칠어지는 원인이 되는데, 알로에는 신경을 진정시켜주는 작용을 하므로 미용을 방해하는 원인을 제거해준다. 이처럼 알로에는 몸 안의 병을 고쳐주면서 정신을 안정시키고, 외모까지 아름답게 해주는 신비한 효능을 가진 약초인 것이다.

1970년의 일이다.

이탈리아의 마리아 크리스티나와 바오로 로베스터 등 화학자의 한 그룹이 알로에의 피부미용 효과에 대한 실험을 했다. 그들은 시실리 섬에서 재배된 알로에 베라 생잎의 즙을 짜내어 섞은 크림을 얼굴 반쪽에 하루 2회씩 5분간 1개월 동안 계속해서 발랐다. 그리고 반대쪽 얼굴에는 알로에 즙액 대신에 물을 섞은 것을 발랐다.

그 결과 알로에 즙을 바르지 않은 쪽의 피부는 그대로였지만, 알로에 즙을 바른 쪽 피부는 눈에 띄게 달라졌다. 거칠고 건성인 사람은 매끄럽고 윤택이 나는 피부로 변했으며, 지성인 사람의 피부는 털구멍이 작아져 피지의 분비가 감소되어 번들거리는 얼굴이 깨끗해졌다. 또한 눈 주위와 코, 입 주위에 잔주름이 있던 사람은 주름이 줄어들고 탄력이 생겨 매끄러워졌다.

가장 적당한 상태로 피지의 분비가 이루어져 살결이 중성화된 것이다. 알로에가 신진대사를 촉진시켜 피부가 젊어지고 고와져서 거친 살결, 기름진 살결, 노화한 살결을 싱싱하고 아름다운 살결로 변화시킨다는 것이 확인되는 순간이었다. 이 연구 결과는 이탈리아의 밀라노에서 열린 국제화장품학회에 발표되어 세인의 주목을 끌었다.

이처럼 미용에 탁월한 효능을 지닌 약초이기도 한 알로에는 건강에도 많은 도움을 준다.

현대인들에게 크게 문제가 되는 질환의 대표적인 것으로 성인병이 꼽히고 있다. 이 성인병은 야채와 과일, 곡물들 대신에 고기와 각종 가공식품을 편식하여 발생하는 경우가 많기 때문에 '식원병' 이라고도 부른다.

따라서 현미식 위주의 자연식을 하는 것이 가장 좋겠지만, 건강에 좋다고 하여 맛있는 음식을 모두 포기하며 살기에는 인생이 너무 슬프게 느껴진다. 이런 사람들에게 좋은 것이 바로 알로에이다.

알로에는 그 자체가 무해무독한 뿐만 아니라 음식물 속에 들어있는 유해물질, 특히 불필요한 지방을 분해하여 배설하는 작용이 있다. 그래서 알로에를 계속 복용하면 잘못된 식생활에서 비롯되는 여러 가지 문제를 해결할 수 있고 각종 성인병도 예방할 수 있다.

알로에는 다년생 식물로 우리나라에서는 알로에 베라, 알로에 에보레센스, 알로에 사포나리아 등이 사용되고 있다. 각각의 성분이 다르기는 하지만, 그 공통적인 효능을 살펴보면 다음과 같다.

- 고혈압과 저혈압에 놀라운 효과를 나타낸다.
- 심장과 내장활동을 항진시키며, 혈액순환을 촉진하여 굳어진 동맥을 유연하게 해준다.
- 말초 모세혈관을 확장해 뇌졸중에 치유효과가 있다.
- 신경을 진정시키고 강화해준다.
- 위장장애를 개선한다.
- 항궤양 및 세포재생작용으로 소화기계 염증을 치유하며, 궤양된 부위에 새로운 세포를 형성한다.
- 위와 장의 소화기계 기능강화로 식욕을 촉진시킨다.
- 알로에 생잎의 액즙이 직접 닿는 부위에서는 강력한 살균력으로 항염 및 항균작용을 한다.
- 체액 개선 효과로 면역기능을 도와 자연치유력을 높여준다.

어찌 보면 만능처방약이라는 느낌이 들 정도이지만, 알로에는 그만큼 인체에 긍정적인 영향을 끼치는 식물인 것만은 틀림없다.

알로에가 건강과 미용에 동시에 효과를 지닌다는 사실이 새롭게 주목받으면서 최근에는 알로에를 응용한 다양한 제품들이 개발되고 있다. 알로에 화장품과 알로에 팩은 물론, 알로에 바디용품과 헤어제품들이 연이어 출시되어 아름다움을 원하는 여성들에게 반가운 소식을 전해준다.

생으로 갈아먹기 힘든 알로에의 복용을 쉽게 하기 위한 알로에 효소, 다이어트와 미용에 동시에 효과가 있는 알로에 겔 등 다양한 제품들이 나와 있으니 우리나라 여성들이 아름다워지는 것은 시간문제이다.

건강을 지키고 오래된 만성질환을 치유하고 싶은 사람이라면 분말이나 정제로 나와 있는 알로에 제품을 이용하도록 하고, 알로에 주스를 상용하는 것도 바람직하다.

이처럼 알로에는 연구를 거듭해갈수록 새로운 효능이 계속해서 밝혀지고 있는, 그야말로 신비의 명약이라고 할 수 있다.

Tip 알로에의 유용성분 다당체

제품의 특징

김정문 유-베라겔 에이디(U-베라겔AD)는 유기농 인증을 받은 김제농장과 제주농장 알로에만 사용하며, 합성보존료를 사용하지 않아 신선도를 유지하고 있다. 또한 저온살균을 통해 유용성분을 최대한 보존하였다. 김정문 유-베라겔 에이디는 알로에 다당체만으로 일일 191mg이 함유되어 있다. 알로에에는 많은 유용성분이 있지만, 그 중 가장 중요한 것은 알로에 다당체로, 다당체의 품질이 알로에의 품질을 좌우한다. 김정문 유-베라겔 에이디는 U-테크 공법을 통해 분자량이 큰 알로에 다당체만을 선별하며, 1세트에 알로에 베라 생잎 약 12kg이 사용되어 알로에 함량이 그만큼 충실하다.

주요성분

알로에베라겔 93.25%, 액상과당, 배농축액, 복합황금추출물, 차전자피분말, 폴리감마글루탐산검, 흰들버섯균사체추출분말, 자몽종자추출물

복용해야 할 사람

- 현대인에게 꼭 필요한 면역력 강화를 원하는 사람
- 평소 장 건강을 걱정하는 사람
- 상쾌한 아침, 가뿐한 몸을 위해 장 관리가 필요한 사람
- 아름다움의 기본, 건강한 피부를 원하는 사람

U-Tech Aloe란?

알로에는 수분이 약 99.5% 함유되어 있는 백합과의 식물이다. 따라서 알로에가 갖고 있는 수분을 어떻게 분리하느냐에 따라 그 품질과 유효성분의 소실을 최대한 방지할 수 있다.

알로에에서 수분을 제거하는 방법에는 열풍, 동결 및 진공 등의 건조방법과 알로에를 액상 상태에서 진공과 열을 가하여 수분을 제거 및 분리하는 방법 등이 있는데, 알로에의 유효성분의 소실을 최소화하기 위해서는 알로

에 가공을 최대한 적게 하는 것이 가장 좋은 가공기술이다.

여러 논문을 통하여 알려진 바로는 알로에가 갖는 다당류 중에서 고분자에서만 면역 활성이 매우 우수한 것으로 나타났으며, 저분자에서는 피부활성 및 당뇨에 도움을 준다고 보고되어 있다.

이에 (주)김정문알로에에서는 생(生)알로에가 갖고 있는 고분자 다당류의 손실을 최소화하는 동시에 고분자 다당류를 농축하기 위하여 최고의 기술과 최신의 공법(U-Tech Aloe 공법)을 이용, 수분을 분리하여 4배 농축된 알로에 고분자를 얻어 제품화하였다. 이 제품이 바로 '김정문 유-베라겔 에이디(U-베라겔AD)'로, 특히 인체의 면역력 향상에 탁월한 효능을 보이고 있다.

Tip 알로에 팩을 이용한 피부 건강법

알로에 팩을 할 때는 피부가 연약한 사람은 알로에 베라를 쓰는 것이 좋다. 생즙도 자극이 느껴지면 물로 희석해서 쓰다가 차츰 알로에의 농도를 높여 가는 것이 바람직하다.

① 화분에서 직접 키우거나 대형 할인점에서 파는 생알로에를 준비한다. 유기농으로 재배해 3년 이상 숙성한 것이 좋은데, 햇볕을 많이 봐 끝이 조금 말라 있는 것을 고른다.

② 생알로에를 잘 씻어 칼로 조각을 내고 평평한 면을 뺀 나머지 껍질 부분을 벗겨낸다.

③ 강판에 간다.

④ 알로에 즙 그대로 얼굴과 목 등에 바르면서 마사지한다. 즙 2작은술에 오이즙 1큰술, 흑설탕 2작은술, 율무효소 1큰술을 넣어 섞은 다음 밀가루로 걸쭉하게 만들어 써도 된다.

⑤ 그 위에 거즈를 얹고 다시 알로에를 발라준 뒤 마르면 미지근한 물로 헹군다.

암 치료의 정수, 막스 거슨 치료법

막스 거슨 박사는 많은 암환자를 구원해주었음에도 불구하고 오히려 미국 의학계의 냉혹한 박대 속에 쓸쓸히 죽어갔다. 그러나 그가 개발한 거슨 요법은 우리가 살고 있는 현 시대에도 여전히 유용한 항암요법으로 그 가치를 인정받고 있다. WHO의 발표에 의하면 자연의학 중 말기암 치료의 40%를 차지한 것이 바로 거슨 요법이라고 한다.

거슨 요법을 18개월에서 24개월 동안 충실히 이행하면 위험한 암환자도 회복될 가능성이 높다고 한다. 하지만 무엇보다 중요한 것은 실천이다. 실제로 그의 치료법으로 암을 고친 영국의 저널리스트 비숍 여사가 쓴 책을 보면, 18개월 동안 혼신의 정력을 쏟아 오로지 거슨의 치료법을 따라야 한다고 나와 있다.

식사와 기타 몇 가지 치료로 몸 안의 독소를 제거하여 암을 치료하는 거슨 요법의 핵심은 다음과 같다.

노폐물의 배설

체내 노폐물을 배설하기 위해 커피관장을 하루 다섯 차례씩 한다.

관장액으로 커피를 이용하는 것은 커피에 간을 자극하여 기능을 회복시켜 주는 효능이 있기 때문이다. 모든 질병은 간이 허약해져 발생한다고 거슨 박사는 주장한다.

커피는 열을 가하지 않은 유기농 생원두 분말을 이용하며, 커피가 든 통을 약 1m 정도로 높여주는데, 이는 압력을 강하게 하기 위한 것이다.

세 끼의 식사내용

유기농법으로 재배한 생야채 샐러드가 주식이다. 아마씨 기름과 물에 희석시킨 양조식초에 버무린 것을 먹는다. 완전 치유될 때까지 육식, 곡류, 우유, 견과류, 설탕 등의 가공식품은 일절 금한다.

녹즙요법

맥주컵으로 하루 13잔의 녹즙을 마신다. 녹즙 재료로는 당근, 사과, 시금치, 상추, 셀러리 등 우리와 친숙한 것들이다. 녹즙에는 수분이 함유되어 있기 때문에 따로 물을 마실 필요는 없다.

염분섭취 금지

식사 때나 어떤 경우에도 염분을 이용하지 않는다. 병이 회복된 후에도 마찬가지다.

정신요법

모든 질병의 원인은 자기 자신에게 있다. 특히 마음가짐이 병을 만들기도 하고 고치기도 하므로, 평온한 마음을 유지할 수 있는 프로그램을 함께 실천한다.

이외에 지켜야 할 사항들

- 구운 감자 한 개와 야채수프를 먹는다.
- 통마늘을 먹는다. 마늘은 익혀서 위의 자극을 피해야 한다.
- 소간 주사를 맞는다. 소간 즙을 마시기도 한다.
- 비타민과 미네랄을 투여한다.

얼핏 간단해 보이기도 하지만, 일반인들이 집에서 실천하기에는 까다로운 항목들이다. 특히 커피관장 같은 경우는 전문적인 지식 없이 실시하다가 부작용을 일으킬 수도 있으므로 주의하도록 한다.

거슨은 그의 저서에서 암에 대하여, '눈에 보이는 종양이 문제가 아니라 간 기능이 퇴화된 후 전신의 신진대사가 나빠졌을 때 발생하는 갖가지 손상이 더 큰 문제'라고 언급했다. 그는 간과 암의 상관관계에 유의하면서 치료에 임했으며, 주로 간 기능과 체액의 성질을 바꾸는 데 주력했다. 그 결과 불치라는 판정을 받은 전 세계의 무수한 암 환자들을 구해내는 업적을 이룰 수 있었던 것이다.

그러나 거슨 요법은 지금도 많은 비판적 검증을 받고 있다. 이 가운데는 과학적으로 평가받는 것이 있는가 하면, 혹평을 받는 것들도 있다.

하지만 우리가 잊지 말아야 할 것은 거슨식 암 치료로 불치의 늪에서 벗어나게 된 생존자들의 증언이다. 그들은 암 특효약이 개발될 때까지 마냥 기다릴 수만은 없었다고 말한다. 거슨 요법이 과학적이건 아니건 간에 '사형선고'로 병원에서도 손을 든 처지의 그들에게는 선택의 여지가 없었고, 결국 거슨 요법으로 암을 이겨낼 수 있었다.

그리고 판단은 우리들의 몫으로 남겨져 있다.

자연치유 건강법, 니시요법

일본에 니시 가쓰조(1884~1959)라는 사람이 있었다.

그는 16세 때 감기와 만성설사로 4년 이상 살지 못할 것이라는 진단을 받을 정도로 병약했다. 의사는 반드시 끓인 물과 엽차를 마시라고 지시했다. 그러나 니시는 끓인 물과 엽차, 약으로는 도저히 자기 병을 고칠 수 없음을 깨달았다.

그래서 그는 집에 있는 우물에서 취한 생수를 조금씩 마시다가 점점 늘려 마셨더니 만성설사가 나았다. 의사는 생수에는 세균이 많아서 설사를 더 하게 될 것이라고 엄히 경고했으나 결과는 정반대였다.

의사는 니시에게 항상 옷을 두텁게 입으라고 했으나 니시는 반대로 옷을 얇게 입었다. 그리고 이불을 덮어쓰고 땀을 흘렸다. 그랬더니 끝도 없이 계속되던 감기가 나아버렸다.

이후 그는 동서양의 의학책과 철학서적을 모조리 탐독했다. 원래 토목기사였던 그는 44세가 되던 해에 자신이 몸소 체험한 건강법을 발표했다. 그는 온몸에 피를 보내는 것은 심장이지만, 모세혈관의 흡인력이 더 중요하다고 강조했다.

이 니시의학은 한때 의사들의 반대에 부딪혔으나 그 치료법인 니시요법은 여러 병원에서 수용하기 시작했고, 니시 가쓰조는 일본 대체의학의 선구자로 인정받게 되었다.

미국 암협회와 국립암연구소, 질병통제센터의 합동조사에 의하면 말기암 환자의 생존율이 현대의학은 8%인데 비해 니시의학은 무려 80%나 된다고 한다. 이 수치는 자연치유력을 되살리는 니시의학의 질병 치료가 단순한 기적이 아님을 말해준다.

사지, 영양, 피부, 정신이 조화를 이루어야 건강을 지킬 수 있다고 주장하는 니시의학에서 제시하는 니시건강법은 다음과 같다.

- 단식에 의해 체내 노폐물을 배설한다.
- 생야채, 해조류, 생과일, 현미, 오곡밥을 섭취한다.
- 생수와 비타민C가 풍부한 감잎차를 하루에 각각 1L씩 마신다.
- 둥글고 낮은 나무베개를 베고 딱딱한 침대생활을 통하여 몸을 바로잡는다.

- 옷을 얇게 입고, 순환기능을 강화하는 냉온욕과 피부호흡을 촉진하는 풍욕을 한다.
- 혈액순환을 돕는 모관운동, 장의 연동운동을 돕는 붕어운동, 부인병에 적합한 개구리운동, 그리고 등을 바르게 하는 등배운동을 실천한다.

니시요법은 몸에 나타나는 이상 증세를 병으로 보지 않고 몸이 정상으로 돌아가기 위한 자연치유의 과정으로 본다. 예를 들어서 독극물을 먹었을 경우 구토나 설사를 하게 되는데, 이것은 독극물을 몸 밖으로 내보내기 위해 자연치유력이 발동되어 일어나는 현상이라는 것이다.

구토나 설사가 일어날 경우, 현대의학에서는 각종 약제를 써서 증상을 멈추게 한다. 그러나 니시의학 건강법에서는 그 증상을 막기보다는 체력 증진에 주력한다. 병의 증상은 생체를 구하려는 자연치유력의 작용이지 절대로 소동을 일으킬 일이 아니라는 것이 니시요법의 시각이다.

니시요법은 현대의학이 해결하지 못한 만성병이나 난치병에 큰 효험을 보인다. 잘못된 생활습관을 바로 잡아 인체의 자연치유력을 강화하여 질병을 치료하기 때문에, 질병의 근본적인 치료가 가능하다는 특징이 있다.

니시요법에서는 아침식사를 하지 말아야 한다는 원칙을 철저히 지킨다. 그 이유는 우리의 몸이 오전 중에는 콩팥과 위장이 동시에 일을 하기 때문이라고 한다. 이때 위장에 음식물이 들어가면 혈액은 소화를 시키기 위해 위장에 몰리게 되고, 그 결과 콩팥의 배설작용을 도와줄 수 없어서 독소가 배출되지 않고 남아있게 된다. 이러한 식생활이 오래 계속되면 위장병, 신경통, 변비, 류머티즘, 고혈압, 심장병 등 기타 만병의 원인이 된다는 것이다.

아침식사를 먹느냐 먹지 않느냐에 대해서는 같은 자연의학자들 사이에서도 의견이 갈라지기 때문에 딱 꼬집어 정답을 집어낼 수는 없다. 하지만 몸의 독소를 빼내는 것을 기본으로 하는 니시요법의 원칙은 건강에 대해 많은 시사점을 던져준다.

Tip 니시요법의 운동법

합장합척법

누워서 양팔을 머리 위로 하고 손바닥을 합장하고 발은 둥글게 해서 발바닥을 마주 붙인다. 좌우의 발을 같게 하는 운동으로 매일 20회, 2~3분 동안 발을 엉덩이 쪽으로 붙이고 있는다. 순산운동으로도 좋다.

모관운동

목침을 베고 발바닥을 수평으로 하여 손가락은 뻗고 1~2분 떨기를 1일 2회 정도 한다. 손과 발에 있는 모세혈관을 진동시킴으로써, 혈액순환에 좋은 효과가 있다.

금붕어운동

반듯이 눕는다. 발끝을 직각 이상으로 꺾어 아킬레스건이 펴지도록 하고, 두 손은 깍지를 끼어 목 뒤에 댄다. 이어서 3~4번 경추에 깍지 낀 손을 대고 팔꿈치가 수평이 되게 해 바닥에 닿게 한다. 양발을 15도 정도 들고, 발끝을 앞쪽으로 당기면서 물고기가 헤엄을 치듯 몸을 좌우로 흔들어준다.

등배운동

양쪽 어깨를 한껏 올렸다가 내리기 10회

고개 오른쪽으로 기울이기 10회, 왼쪽으로 기울이기 10회

고개 앞으로 숙이기 10회, 뒤로 젖히기 10회

고개 오른쪽으로 돌리기 10회, 왼쪽으로 돌리기 10회

양팔을 수평으로 해서 오른쪽 1회, 왼쪽 1회 목돌리기

양팔을 수직으로 해서 엄지손가락을 안으로 넣고 주먹을 쥔다. 팔을 직각으로 하여 수평으로 내린다.

경추 7번 신경을 활동하게 하여 몸을 알칼리 체질로 만들어준다.

병의 원인을 제거하는 디톡스 건강법

최근 다이어트에 관심이 많은 사람들에게 디톡스 다이어트가 열 띤 호응을 얻고 있다.

비욘세, 안젤리나 졸리 등 해외 스타들의 핫바디의 비결은 바로 디톡스 다이어트라고 한다. 특히 헐리웃의 섹시 스타 안젤리나 졸리 도 영화 〈솔트〉 촬영을 위해 레몬 디톡스 다이어트로 10kg 감량에 성공했다. 출산 후 불어난 몸을 날씬하게 되돌려 준 디톡스 다이어트 란 무엇일까?

디톡스 다이어트란 디톡스 건강법, 즉 해독을 통해 몸을 건강하게 해주는 건강법을 다이어트에 응용한 것이다. 쓸데없는 지방도 우리 몸에는 독이나 마찬가지이므로, 해독요법을 통해 체지방을 감량할 수 있다는 것이 디톡스 다이어트이다.

무조건 단식을 하는 것이 아니라 몸 안의 독소만 제거하기 때문에 건강을 유지할 수 있다는 장점이 다이어트 인구에게는 더욱 와 닿는 모양이다. 특히 레몬즙과 니라 드링크가 포함된 디톡스 다이어트 제품세트들은 단기간 많은 체중을 감량할 수 있으며, 보식만 잘 하면 요요현상도 적고, 체내 독소를 제거해줘 피부까지 좋아지게 해주는 1석 3조의 효과가 있다고 한다.

디톡스 건강법이란 우리 몸 안의 독소를 약물이나 수술을 통하지 않고 자연요법으로 제거하여 건강을 도모하는 방법을 말한다. 디톡스 건강법은 치료에 있어서도 근본적인 요법이지만, 병의 원인을 제거함으로써 예방을 해준다는 것이 더욱 주목을 끈다.

디톡스(Detox)라는 말은 해독(detoxification)을 의미하는 영어 단어에서 유래했다. 그래서 디톡스 건강법은 유해물질이 몸 안으로 들어오는 것을 막아주고 장이나 신장, 폐, 피부 등을 통해 노폐물의 배출을 촉진하는 것을 기본으로 한다.

서양에서는 니라 드링크만 마시는 레몬 디톡스법이 잘 알려져 있고, 한국에서는 장청소와 단식이 대표적으로 시행되고 있다. 물만 마시거나 한 가지 음식만 먹는 방법도 있지만, 원칙은 유기농산물, 제철음식, 비타민과 미네랄을 충분히 섭취하고 가공식품, 육류, 소금, 설탕을 멀리 하는 것이다.

음식뿐만 아니라 유해물질로 가득 찬 주거환경을 천연 마감재로 바꾸고, 마음속의 스트레스를 불러일으키는 분노, 짜증 등을 다스리는 명상 등도 넓은 의미의 디톡스라 할 수 있다.

디톡스를 하게 되면 인체는 깨끗한 몸으로 다시 태어나 균형을 갖추고, 육체적 · 정신적 · 성적 에너지가 가득하게 된다. 설탕, 카페인, 니코틴, 알코올 등에의 의존이 줄어들며, 나쁜 식사 습관이 개선되어 위장의 크기가 정상으로 돌아와 체중이 조절된다. 정신이 맑아져서 창의력이 되살아날 뿐만 아니라 외모와 태도도 달라진다. 면역계가 자극되고 강화된다.

오늘날 우리는 산업용 화학물질, 오염된 물, 살충제, 식품첨가제, 중금속, 약물, 환경 호르몬 등 독성 화학물질에 그 어느 때보다도 많이 노출되어 있다. 뿐만 아니라 우리의 그릇된 식사 문화와 섭생은 외부 독소의 효과적인 배출을 저해하고, 내부에서 또 다른 독소를 양산하는 심각한 결과를 초래한다.

안팎으로 생기는 이 독소들은 우리 몸 안의 생태환경을 근본적으로 바꾸어 놓아 조직의 손상과 감각 기능의 저하를 불러오며, 각종 질병의 원인으로 작용하고 있다. 최근 디톡스 건강법이 주목을 받고 있는 이유도 이 때문이다.

디톡스 건강법은 다음의 3단계로 이루어진다.

1단계 〈청소〉

소화기관 및 주요한 기관에서 점액질과 독소를 청소하는 단계다. 간 청소, 장 청소, 피부 청소, 임파 청소, 신장 청소, 폐 청소를 한다.

2단계 〈재건〉

독소를 청소한 후 조직을 건강하고 최상의 상태로 만드는 단계다.

재건단계에서는 신선한 음식이나 최소로 조리한 음식을 먹는다. 지방질과 유제품 섭취를 줄여야 하며 튀긴 음식을 금한다. 알코올, 카페인, 설탕, 담배도 멀리한다. 생선과 해물을 제외한 육류도 피한다. 때로는 건강보조식품이 재건에 큰 도움을 주기도 한다.

3단계 〈유지〉

디톡스에 있어서 매우 중요한 단계이다. 생활습관을 조절하여 저항력이 강한 인체를 만들어준다. 건강 유지를 위한 식사로는 섬유질이 풍부한 과일과 야채, 현미 잡곡밥, 해물, 생선, 해조류 등을 들 수 있다. 운동을 하거나 요가 명상 등 이완을 위한 노력, 건강보조식품의 섭취도 독소의 축적을 막는 좋은 방법이다.

디톡스를 시행할 때는 세 가지의 원칙이 있다.

첫째, 유해물질이 우리 몸에 과다하게 들어오는 것을 막는다.

폭음과 폭식, 식품첨가물 남용, 대기와 수질오염, 운동부족 등은 체내 노폐물 축적량을 증가시킨다. 그러므로 첨가물이 든 인스턴트 식품과 가공식품을 멀리 하고 육식 대신 과일과 채식을 즐겨야 한다. 또한 장이 유해물질의 생성과 흡수를 줄이는 제 기능을 다할 수 있도록 식사를 제때 꼬박꼬박하고 물을 충분히 마시도록 한다. 식사는 현미와 야채 등 식이섬유가 풍부한 식품이 좋다.

둘째, 제독을 책임지는 장기인 간을 돕는다.

감귤, 푸른잎 채소, 카레 등 간의 제독을 돕는 식품, 간 기능을 돕는 단델리온, 밀크티슬, 아티초크, 스키잔드라 등 약용식물, 비타민과 미네랄이 풍부한 야채나 과일주스 등의 대안을 시행한다.

셋째, 장, 신장, 폐, 피부 등을 통한 노폐물의 배출을 촉진한다.

사우나와 운동이 도움을 준다.

디톡스든 디톡스 다이어트든 처음 시작할 때는 몸에 무리가 가지 않도록 전문기관을 찾아 몸 상태를 꼼꼼히 체크한 후, 자신에게 잘 맞는 프로그램을 시행하도록 한다. 디톡스 요법은 해독작용으로 몸을 정화시키므로, 한 번으로 끝내지 말고 이후에도 한 달에 한 번, 두 달에 한 번 등 꾸준히 실천하는 것이 건강에 도움이 된다.

Tip 레몬 디톡스 다이어트

레몬 디톡스 다이어트는 50여 년 전에 하와이의 한 자연요법 치유전문가가 만들어 널리 알려지게 되었다. 원래는 위궤양 치료를 목적으로 하였으나, 현재는 건강과 다이어트 효과를 동시에 얻으려는 사람들에게 열띤 호응을 얻고 있다.

레몬 디톡스 음료 만드는 법

컵에 시럽(메이플시럽 또는 니라시럽)과 레몬즙을 각각 20ml 넣는다.
여기에 생수 250ml를 넣고 마지막에 매운 고춧가루를 소량 넣는다.
레몬 디톡스 음료를 하루 2L(9~10컵) 마신다.

기본적인 방법

5~10일 동안 다른 음식은 섭취하지 않으면서 레몬 디톡스만 먹는 스탠다드 프로그램. 가장 효과가 큰 방법이다.

주말 디톡스

주말의 2~3일 동안 레몬 디톡스만을 마시는 방법. 주말 다이어트는 1회성으로 끝내지 말고 한 달에 1~2번 꾸준히 해야 효과가 있다.

하루 디톡스

주말이나 주중 아무 때나 일주일에 하루를 정하여 레몬 디톡스로 식사를 대신한다. 가사일에 바쁜 주부, 직장인, 학생들처럼 시간을 따로 내기 힘든 사람들에게 좋다.

한 끼 디톡스

매일 한 끼를 레몬 디톡스로 대체한다. 이때는 식사량도 함께 조절하여 소식한다.

일상 디톡스

적당량의 레몬즙을 물에 넣어 일상적으로 마시면 디톡스에 도움이 되는데, 냉수나 온수 중 편한 것을 골라 마신다. 이때 설탕이나 다른 첨가물은 일체 넣지 않는다.

운동까지 병행하면 더욱 효과적이다. 운동 후에 레몬 디톡스를 마시면 피로회복에도 도움이 된다.

Tip 디톡스 시 주의사항

디톡스 시행을 피해야 할 때
- 컨디션이 극도로 나쁠 때
- 병에서 회복된 지 얼마 안 됐을 때
- 당뇨병을 앓고 있거나 혈당 조절에 문제가 있을 때
- 임신 중이거나 아기에게 젖을 먹일 때
- 중요한 업무나 시험을 앞두고 있을 때
- 약물이나 알코올 중독 시
- 섭식 장애가 있을 때
- 체중이 너무 가볍거나 몸이 허약할 때
- 갑상선 기능저하증이나 암에 걸렸을 때

디톡스의 부작용과 대처법
- 두통 : 수분을 충분히 섭취하고 휴식을 취한다.
- 변비 : 연근을 갈아 마신다.
- 설태 : 칫솔이나 설태 제거용 기구로 긁어내고, 레몬수로 입을 가신다.
- 발진, 뾰루지 : 피부를 청결하게 유지한다.
- 몸냄새 : 아로마 목욕을 한다.
- 입냄새 : 파슬리를 씹는다.

척추가 좋아하는 카이로프랙틱 치료

현대에 있어서 미인의 기준은 무엇일까?

이목구비가 또렷하고 백옥 같은 피부를 가져야 하는 것은 기본이 겠지만, 현대에서 요구하는 미인의 첫째 조건은 '균형 잡힌 늘씬한 몸매'이다. 그래서 각종 다이어트법으로 체중을 줄이려는 열풍은 식을 줄을 모르지만, 마르고 가늘기만 한 몸매를 가졌다고 해서 미인이라고 할 수 있을까?

가늘고 긴 신체조건을 가졌어도 자세가 구부정하고 기운이 없어보인다면 보는 이로 하여금 아름답다는 느낌은 줄어들게 한다.

등이 곧고, 어깨가 반듯하고, 가슴을 당당하게 내민 건강한 미인은 보는 이로 하여금 절로 감탄이 나올 정도의 섹시한 매력을 발산한다. 그 비결은 바로 척추에 있다.

척추가 꼿꼿하면 저절로 바른 자세를 취할 수 있고, 바른 자세는 체형과는 상관없이 균형 잡힌 몸매를 만들어준다. 단순히 마르기만 한 체형에서는 느낄 수 없는 완벽한 조화를 이룬 몸매가 가능해지는 것이다.

그런데 현대인들은 생활자세 자체가 바르지 못하기 때문에 척추에 이상이 오는 경우가 많다. 얼핏 균형이 안 잡혀 보이는 체형도 문제이지만, 척추에 이상이 생겨 치료를 받거나 수술을 받는 사람들도 늘어나고 있다. 이러한 척추의 이상을 바로잡아 주는 것이 바로 '카이로프랙틱'이다.

카이로프랙틱(Chiropractic)은 그리스어로 '손'을 뜻하는 '카이로(cheir)'와 치료를 뜻하는 '프랙틱스(praxis)'라는 말의 합성어다. 즉 약이나 수술에 의존하지 않고 주로 의사의 손으로 여러 가지 질환을 치료한다는 의미이다.

이 치료법은 1895년 미국의 데이비드 파머(David Palmer) 박사에 의해 처음으로 의학적 체계를 갖추었다. 파머 박사는 귀머거리 흑인의 목뼈가 비뚤어진 것을 발견하고 이를 교정해주었는데 귀머거리까지 나았다고 한다. 이 일을 계기로 척추의 중요성을 깨달은 파머 박사는 척추교정을 통하여 다른 질병까지 치료할 수 있는 가능성을 발견했다.

이후 카이로프랙틱 치료는 발전을 거듭하여 최근 25년 동안 세계 60여 개 이상의 국가에서 가장 번창하고 성장하는 의학으로 자리 잡게 되었다.

카이로프랙틱 치료의 원리와 효능은 다음과 같다.

등골 또는 척수라고 하는 신경다발은 두뇌에서 척수 속으로 내려와 엉덩이에 있는 미골에까지 이른다. 이것이 전신의 말초신경까지 지배하는 신경중추인 것이다.

등뼈에 조금이라도 이상이 생기면 등뼈 사이로 나가는 신경세포에 압박을 주어 여러 장애를 일으킨다. 이때 바르지 못한 척추를 교정하면 여러 질병에서 벗어날 수 있다.

척추가 비뚤어지면 일차적으로 근골격계 질환이 발생한다. 여기에는 요통, 디스크 질환, 두통, 목의 통증, 어깨 견비통 등의 통증, 좌골 신경통 등이 포함된다.

바르지 못한 척추는 신경을 압박하여 면역기능의 저하에서 오는 다양한 질환들도 불러들이게 된다. 어지럼증, 생리불순, 생리통, 피로감, 부종 등이 그 대표적인 예이다.

그러나 각 사람마다 증상이 나타나는 이유는 다르기 때문에 반드시 전문의의 진단을 거쳐서 다른 질병이 없는가를 먼저 확인한 후에 카이로프랙틱 치료를 받도록 한다. 무조건 모든 질병을 척추와 연결시키는 것은 위험하다.

하지만 전문의의 진단에서 특별한 소견이 나타나지 않았을 경우, 척추의 미세한 틀어짐이 원인일 확률은 매우 높다. 이 경우 척추를 바로잡는 카이로프랙틱 치료는 환자에게 큰 도움을 준다.

카이로프랙틱에서는 척추 치료, 운동요법, 영양학적 처방, 스트레스 조절, 생활습관 상담 등을 통해 환자의 증상을 치료할 뿐만 아니라 전반적인 건강도 증진시킨다. 환자에 대한 통합적인 접근방법이 더욱 완벽한 치료효과를 거두게 하는 것이다.

카이로프랙틱 의사는 척추 교정에 관련된 기구와 기법을 통해 환자를 치료한다. 잘못 자리 잡은 척추 뼈를 부드럽게 눌러주는 등의 동작을 통해 척추 뼈를 바로 잡아준다. 이 치료를 통해 그 동안 눌려 있던 신경들이 다시 제자리를 찾게 되고, 통증은 자연적으로 감소된다. 또한 올바른 자세를 잡아주며, 움직임을 증진시키고, 통증과 뻣뻣함 같은 증상을 완화시켜준다.

카이로프랙틱 치료에서는 적당한 운동, 올바른 자세의 중요성을 강조한다. 그리하여 환자 스스로 통증의 고리를 끊는 법을 깨닫는 데 역점을 둔다. 약물이나 수술에 의한 방법이 사용되기 전에 스스로가 자신의 몸을 고치도록 도와주고, 환자가 자신의 몸 상태를 알게 하는 것이 카이로프랙틱의 기본 정신이기 때문이다.

Tip 척추를 바로 하는 생활습관

자세를 바로 한다

바르지 못한 자세는 척추를 틀어지게 한다.

앉을 때는 반드시 등을 등받이에 깊숙이 붙이고 가슴을 편 상태로 앉는다.

잠을 잘 때는 바로 누워서 온몸을 편안하게 이완시킨 자세로 잔다. 한쪽으로만 누워서 자는 사람, 엎드려 잠을 자거나 책을 보는 사람은 척추에 이상이 없는지 점검해 본다.

베개와 침구를 잘 선택한다

경추(목)의 바른 상태를 유지하려면 낮은 베개를 사용해야 한다. 높은 베개는 목뼈에 이상을 가져온다.

부드러운 침대는 척추에 나쁜 영향을 주므로 단단한 느낌의 침대를 사용한다. 부드러운 침대를 장기간 사용하면 잠자는 중에 허리가 가라앉아 척추의 균형이 깨지고, 허리를 지지해주는 인대와 힘줄이 약해져 결국 척추의 변형을 초래한다.

척추에 좋은 신발을 신자

높은 구두는 피한다. 높은 굽은 무릎과 허리에 부담을 주어 척추에도 나쁜 영향을 끼친다. 발바닥이 골고루 지면에 닿는 신발을 선택하여 걸을 때도 척추에 무리가 안 가도록 주의한다.

피부호흡을 정상으로 되돌리는 풍욕법

"집에 있을 때는 속옷을 입지 말라."는 말이 있다.

피부도 숨을 쉬어야 하기 때문에 피부를 옥죄는 속옷이나 두터운 옷은 건강을 해칠 수 있다는 것이다.

브래지어를 자주 하지 않아야 가슴이 커진다는 말도 같은 맥락이다. 브래지어를 하지 않으면 가슴이 겉옷과 스치면서 자극을 받게 되어 탄력이 생기고, 가슴의 피부가 숨을 쉬어 윤택하고 부드러운 피부로 변하기 때문이다. 그러나 가장 좋은 것은 역시 나체로 있는 것이다. 잠잘 때도 가능한 한 옷을 적게 입고 자야 피로가 풀린다. 혈액순환을 방해하는 고무줄이나 옷의 매듭 등이 없기 때문에 신체는 그야말로 자유로운 휴식을 만끽할 수 있기 때문이다. 옷 속에 감추어져 있던 피부가 밖의 공기를 쐬어 활력을 되찾아 피부도 윤택해진다.

하지만 평소의 생활에서는 옷을 벗고 있는 시간을 내기가 어렵다. 그래서 필요한 것이 바로 풍욕법이다. 풍욕법은 프랑스의 샤를 로브리 박사가 창안하여 '로브리요법' 또는 '대기요법'이라고도 하며 일본으로 건너와 개량된 것이다. 피부호흡을 건강하게 하여 공기 속의 산소나 질소 등을 체내에 흡수하도록 하는 치료법을 말한다.

만일 인체 내에 일산화탄소가 발생하면 암과 같은 질환을 일으키기 쉬운 체질이 된다. 이때 풍욕을 하면 몸속에서 발생하는 일산화탄소를 산화시켜 탄산가스로 만들어 몸 밖으로 발산시킬 뿐만 아니라 요산을 비롯한 노폐물도 배출하여 체액이 깨끗해진다.

풍욕법은 옷을 벗고 피부로 자연의 공기를 마시는 것이다. 즉, 옷을 벗고 자연 상태의 공기를 피부에 접촉시킴으로써 모공을 통해 피부가 호흡하는 것을 돕는 치료법이다. 풍욕법을 통해 몸속의 독소가 제거되면 성인병과 암, 천식의 예방과 치료에 효과를 거둘 수 있다.

꽃가루에 의한 알레르기성 피부병 환자의 경우 일반적으로 부신피질호르몬제를 사용한다. 그러나 그보다는 풍욕을 통해 체질을 개선시켜 증세가 없어지는 사례도 많다. 호흡이 곤란한 기관지염이나 천식환자도 풍욕을 하면 숨쉬기가 한결 수월해진다.

감기에 잘 걸리는 사람도 풍욕을 생활화하면 감기에 잘 걸리지 않는 체질이 된다. 이밖에도 각종 피부질환, 류머티즘, 중풍, 고혈압,

감염병의 예방에 효과적이며, 노화도 방지한다.

특히 암은 체내에 일산화탄소가 축적되는 것이 발병원인 중의 하나라고 하므로, 암 환자의 경우는 매일 시간표를 만들어 놓고 하루에 6회 이상 실행하는 것이 좋다.

풍욕을 하는 방법은 바람이 잘 통하도록 창문을 열어 놓고, 정해진 시간 동안 나체로 전신의 피부를 노출시켰다가, 다시 정해진 시간 동안 이불이나 담요를 목까지 뒤집어쓰는 단순한 동작의 반복으로 이루어진다. 계절에 상관없이 효과가 있으므로 기온에 신경을 쓰지 않아도 된다. 환자의 경우에는 혼자서 하기 어려우므로, 누운 채로 보호자가 침구를 벗겼다 덮었다 하는 방법을 사용한다.

특히 임산부의 경우 몸에 있는 요산이나 불필요한 지방질 등이 완전히 연소되어 인체가 맑아지므로, 분만 후 회복도 빠르다. 풍욕을 할 때 유방을 젖꼭지로부터 둥글게 충분히 마사지 해주면 유선이 발달해 젖이 잘 나오게 된다. 젖꼭지가 함몰되어 고민하는 임산부라면, 풍욕 중에 유방 마사지를 충분히 하면서 젖꼭지를 입이나 기구로 빨아내면 효과가 있다.

풍욕을 할 때는 가능하면 팬티까지 벗고 완전히 나체가 되어 온몸을 공기에 노출시키도록 한다. 뒤집어쓰는 이불은 현재 사용하는 계절용 이불보다 약간 두꺼운 것이 좋으며, 땀이 나지 않을 정도로 한다.

풍욕법의 효과를 배가시키려면 숲 속에서 하는 것이 가장 좋으며,

체조와 마사지 등을 병행하는 것도 권장된다. 신속한 독소제거를 위해 하루 한 끼 정도의 금식을 하는 것도 좋다.

풍욕 실행방법

① 창문을 열어 공기 소통이 잘 되게 한다.

② 옷을 완전히 벗고 담요를 덮은 채 1분간 조용히 앉아 쉰다.

③ 20초간 담요를 벗는다. 두 손바닥을 비빈 뒤 눈을 마사지한다.

④ 다시 담요를 덮고 1분간 조용히 쉰다.

⑤ 30초간 담요를 벗는다. 손바닥으로 양쪽 귀를 문지르며 입을 크게 벌려 소리 내는 모양을 한다. 양쪽 검지로 콧등을 문지르고, 오른쪽 검지로 코끝의 인중을 눌러준다.

⑥ 담요를 덮고 1분간 쉰다.

⑦ 40초간 담요를 벗는다. 두 손가락으로 머리를 마사지한다.

⑧ 담요를 덮고 1분간 조용히 쉰다.

⑨ 50초간 담요를 벗는다. 상체 전부를 차례로 문지른다.

⑩ 담요를 덮고 1분간 쉰다.

⑪ 60초간 담요를 벗는다. 왼쪽 하체를 차례로 마사지한다.

⑫ 1분 30초간 담요를 덮고 조용히 쉰다.

⑬ 70초간 담요를 벗고, 오른쪽 하체를 차례로 마사지한다.

⑭ 1분 30초간 담요를 덮고 조용히 쉰다.

⑮ 80초간 담요를 벗고 붕어운동을 한다.

⑯ 1분 30초간 담요를 덮고 조용히 쉰다.

⑰ 90초간 담요를 벗는다. 모관운동을 한다.

⑱ 2분간 담요를 덮고 쉰다.

⑲ 100초간 담요를 벗고 합장합척운동을 한다.

⑳ 2분간 담요를 덮고 조용히 쉰다.

㉑ 110초간 담요를 벗는다. 등배운동을 한다.

㉒ 2분간 담요를 덮고 조용히 쉰다.

㉓ 120초간 담요를 벗고 등배운동을 한다.

㉔ 2분간 담요를 덮고 조용히 쉰다.

풍욕 시간표

차례	나체가 되는 시간	몸을 덮는 시간
1	20초	1분
2	30초	1분
3	40초	1분
4	50초	1분
5	60초	1분 30초
6	70초	1분 30초
7	80초	1분 30초
8	90초	2분
9	100초	2분
10	110초	2분
11	120초	덮고 2~3분 누워서

풍욕법은 뛰어난 효과가 있는 만큼 명현반응이 강하게 나타나는 사람도 있다. 피부가 가려워진다든지, 부스럼이 생긴다든지, 미열이 난다든지, 그 밖에 여러 가지 증상이 나타날 수 있다. 그러나 이것은 효력이 나타나기 시작한 증거이기 때문에 자신감을 가지고 하면 된다. 명현반응이 너무 세면 2~3일 중지했다가 다시 계속하면 된다.

Tip   풍욕 시 주의할 점

- 담요를 벗고 덮는 시간을 엄격히 지켜야 한다.
- 옷을 벗고 있는 동안은 신체의 굳어진 곳이나 허약한 곳을 주무르거나 마사지해준다.
- 몸이 약한 경우는 담요를 벗고 덮는 것만으로도 효과가 있다.
- 풍욕은 원칙적으로 해뜨기 전과 해가 진 뒤에 실행하나, 몸이 약한 사람이나 어린이의 경우에는 따뜻한 정오에 시작하여 매일 30분에서 1시간씩 당겨서 시간에 맞추도록 한다.
- 풍욕 1회는 50m를 전력 질주한 것과 같은 에너지가 소모되므로 반드시 30분 정도 쉰 후에 다시 시작한다. 건강한 사람이라도 연속적으로 두 번까지만 하도록 한다.
- 식사 전에는 1시간 간격을 두고, 식후에는 30분에서 40분 간격을 둔다.
- 목욕 전에는 상관없지만 목욕 후에는 1시간 이상 간격을 두어야 한다. 목욕 후 바로 풍욕을 하는 것은 아무런 효과가 없다.
- 풍욕은 시작하면 30일간은 절대로 쉬지 말고, 2~3일 쉬었다가 다시 계속하는 식으로 3개월 이상 해야 한다. 병을 치유하려는 사람이라면 3개월씩 4회를 반복한다.
- 건강한 사람은 하루 2회 꾸준히 하는 것이 좋고, 병 치료를 위한 것이라면 시간에 관계 없이 실행해도 좋다. 이 경우 미리 계획을 세워 하지 않으면 많은 횟수를 실행할 수 없으니 유의한다.

몸과 마음을 다스리는 복식호흡

　20대의 한 사무직 여성은 하루 종일 앉아서 근무하다보니 점점 뱃살이 나와서 고민이었다. 그러던 중 "뱃살은 주무르면 빠진다."는 말을 듣게 되었다. 또한 복식호흡도 뱃살에 도움이 된다고 하여 복식호흡과 뱃살 마사지를 실시했다.

　하루에 15분 이상씩 책상다리를 하고 앉아 복식호흡을 하면서 복부마사지를 실시했다. 일주일에 두 번씩 반신욕도 빼놓지 않았다. 그 결과 1주일에 1kg씩 살이 빠져 두 달 동안 총 8kg의 체중을 감량할 수 있었다. 특히 배의 지방만이 아니라 내장에 불룩하던 내장지방까지 빠져나가 지금은 잘록해진 배와 2사이즈나 줄어든 허리를 자랑할 수 있게 되었다.

이 글을 읽는 독자라면 이런 생각이 들 것이다.

"설마, 복식호흡만으로 살이 빠지려고……식사를 줄이든가 했겠지."

하지만 복식호흡만으로 살이 빠진다는 것은 근거 없는 말이 아니다. 위의 여성처럼 복식호흡의 효과를 본 사람들은 무수히 많다. 그이유는 복식호흡이 내장을 이용하여 숨을 쉬기 때문에, 평소에 운동하지 않던 내장을 활발히 움직여주기 때문이다. 내장의 기능이 원활해지니 신진대사가 활발해지고, 더불어 열량소모도 많아져 살이 빠진다. 내장에 찐 내장비만까지도 해소해준다.

그렇다면 미용과 건강에 도움이 되는 복식호흡은 어떻게 하는 것일까?

평소처럼 숨을 크게 한 번 쉬어 자신의 호흡을 체크해보자. 숨을 들이쉴 때 배가 들어간다면 흉식호흡, 배가 나온다면 복식호흡을 히고 있는 것이다. 대부분의 사람들은 흉식호흡을 한다. 하지만 태어날 때부터 그랬던 것은 아니다.

아기 때에는 누구나 다 복식호흡을 한다. 쌔근거리며 잠자는 아기를 보면 배가 불룩 솟았다가 내려오는 걸 확인할 수 있다. 그러나 걸을 수 있게 되면서부터 복식호흡과 흉식호흡을 같이 하다가, 흉곽이 발달하고 스트레스를 받으면서 호흡법이 완전히 뒤바뀌는 것이다.

흉식호흡은 얕고 빠른 호흡, 복식호흡은 느리고 깊은 호흡이다.

쉽게 말해 복식호흡이란 숨을 깊게 충분히 들이쉬고 내쉬는 호흡법을 말한다.

숨 쉬는 모양을 보면 그 사람의 건강과 기분도 알 수 있다. 몸이 아프거나 화가 났을 땐 호흡이 가빠지며, 평온하고 건강한 상태면 숨이 깊고 고르다. 결국 건강한 사람의 숨은 깊고, 느리고, 고르다는 말이다. 이 말은 거꾸로 적용할 수 있다. 즉 깊고, 느리고, 고른 호흡을 익히면 건강해질 수 있다.

복식호흡이라고 해서 배로 숨 쉬는 것은 아니다. 뇌 호흡이 뇌로 숨 쉬는 것이 아니듯 말이다. 숨은 폐로 쉬는 것이다. 복식호흡을 하면 폐로 깊숙이 숨을 들이쉬고 내쉬기 때문에 폐를 충분히 사용하게 되어 심폐기능을 강화시켜준다.

그렇다면 복식호흡이 흉식호흡과 다른 점은 무엇일까?

복식호흡은 내장을 이용하여 숨을 쉰다는 점에 차이가 있다.

복식호흡에서는 숨을 들이쉴 때에는 배를 풍선에 바람을 넣는다는 기분으로 불룩하게 하고, 숨을 내쉴 때는 풍선의 바람을 빼듯이 쑤욱 집어넣는다. 숨을 들이쉴 때는 괄약근을 강하게 조여주고, 내쉴 때는 괄약근을 풀어준다.

이처럼 복식호흡에서는 평소에 잘 쓰지 않던 내장을 사용하여 호흡을 하기 때문에 장의 활동이 원활해진다. 또한 깊은 호흡으로 몸 구석구석에 산소를 공급하므로 맑은 혈액이 공급되어 뇌를 포함한 몸 전체를 생생하게 해준다.

복식호흡은 자율신경계에 미치는 영향 또한 지대하다. 자율신경
계는 육체와 정신을 흥분시키는 교감신경과 그것들을 안정시키는
부교감신경으로 이루어져 있다. 이 두 신경계가 균형을 이루어야 건
강을 유지할 수 있는 것이다.

평상 시 교감신경은 흥분된 상태로 있기 때문에, 그 흥분을 가라
앉히기 위해서는 부교감신경이 작용해야 한다. 부교감신경은 배꼽
을 중심으로 아랫부분에 분포되어 있으므로, 복식호흡을 하면 부교
감신경이 제 기능을 발휘하여 자율신경을 안정시킨다.

자율신경이 안정되면 만병을 효과적으로 예방하고 치료하는 데
상당한 도움을 준다. 또한 세포에 활력을 주어 인체의 면역기능이 강
화되고, 백혈구의 생성 속도가 높아지며, 손상된 조직의 회복속도도
빨라진다.

복식호흡을 할 때 괄약근을 함께 조여주면 오장육부를 자극하여
늘어진 장기를 탄력 있게 해주고 노폐물을 원활하게 배출시킨다. 부
기를 내려주고 치질 예방과 요실금 치료에도 효과가 있으며, 성기능
을 강화시킨다. 자주 반복할수록 머리가 맑아지고 집중력이 높아진
다.

이처럼 복식호흡은 인체의 장기와 혈액뿐만 아니라 자율신경계에
까지 영향을 끼쳐 우리의 몸과 마음을 함께 다스려주는 고마운 치료

법이다. 올바른 복식호흡을 익혀 몸과 마음이 모두 생명력이 넘치는 사람으로 다시 태어나도록 하자.

올바른 복식호흡 방법

- 한쪽 무릎을 굽힌 다음 다른 쪽 무릎을 굽혀 그 위로 포개어 반 가부좌 자세로 앉는다. 손은 편 채로 포개어 엄지손가락을 마 주 댄다. 여자는 오른발과 오른손이 위로 가게 하고, 남자는 왼 발과 왼손이 위로 가게 한다.

- 코를 통해 숨을 깊게 들이쉬면서 배를 불룩하게 한다. 동시에 괄약근을 조인다. 풍선 속의 바람이 빠져나가지 않는 느낌으로 해주면 된다.

- 숨을 잠시 멈춘다. 처음에는 1초 정도 멈추었다가 익숙해지면 숨을 멈추는 시간을 점차 늘려간다. 숨을 멈추는 동안 들이쉰 산소가 몸 구석구석으로 퍼지므로, 이 시간이야말로 몸이 치유 되는 시간이다. 그 과정을 온몸으로 느낄 수 있도록 집중해보자.

- 코를 통해 숨을 천천히 내쉰다. 이때는 가능하면 천천히, 콧김 에 깃털을 갖다 대도 흔들리지 않을 정도의 고요한 숨으로 내 뱉도록 노력한다. 처음에는 어려울 것이므로 입으로 숨을 뱉다 가 코로 내쉬도록 하고, 익숙해지면 점점 고요히 내쉰다. 몸속 의 노폐물을 숨을 통해 내보낸다는 느낌으로 정성을 다해 내쉬

도록 한다. 숨을 쉬는 시간보다 내쉬는 시간이 2배가량 긴 것
이 이상적이다.

• 처음에는 1분에 10회 정도로 시작하다가, 익숙해지면 1분에
6~8회 정도씩 호흡한다.

• 복식호흡은 최소한 15분 정도는 해야 효과가 있다. 숨으로 들
어온 기운이 온 몸을 도는데 걸리는 시간이 최소 15분이기 때
문이다. 처음에는 3분 정도로 시작하다가 복식호흡에 익숙해
지면 하루 15분 이상을 꾸준히 하도록 한다.

복식호흡의 효과

• 장운동을 도와 소화장애와 변비를 없애준다.

• 칼로리 소비량이 많아 다이어트에 좋은 효과가 있다.

• 불면증, 우울증과 같은 불안장애를 치료한다.

• 심폐기능을 향상시켜준다.

• 피로와 스트레스를 해소해준다.

• 집중력을 향상시킨다.

• 콜레스테롤을 감소시켜 심혈관 질환을 예방한다.

• 혈압을 떨어뜨려 고혈압 치료에 효과적이다.

• 전신의 기혈 순환을 촉진시켜 온몸을 따뜻하게 한다.

• 뇌파와 혈압을 안정시켜 마음을 고요하게 한다.

제4장
아름답고
건강하게
장수하는 법

예뻐지려면 콜라겐을 섭취하라

콜라겐이 미모에 도움이 된다고 알려진 것은 벌써 오래 전의 일이다. 우리나라에서는 1980년대 후반에 이미 불법으로 콜라겐 주사를 시술하기 시작했다. 주름살 제거에 탁월하고 가격이 저렴하다는 장점 때문에 예뻐지고 싶은 여성들이 몰래 콜라겐 주사를 맞았다가 부작용에 시달린 사례도 많다.

그럼에도 불구하고 여성들의 콜라겐에 대한 사랑은 그치지 않는다. 바르는 콜라겐, 콜라겐 마스크팩, 콜라겐 함유제품 등 다양한 제품들이 출시되고 있으며, 화장품에도 콜라겐 성분이 기본적으로 표시되어야 탄력과 주름개선에 효과가 있다는 것을 수긍할 수 있을 정도이다. 얼굴에 콜라겐을 주입하는 것도 모자라서 유방에까지 콜라겐 주사를 맞는 여성들도 있다.

그렇다면 콜라겐은 도대체 무엇이기에 아름다워지고 싶은 여성들의 마음을 사로잡고 있는 것일까?

콜라겐이란 정확히 말하자면, 인체의 뼈와 피부를 구성하는 단백질 성분이다. 다시 말해서 근육이나 관절, 피부에 탄력을 주는 특수 고단백이라 할 수 있다.

우리가 즐겨 먹는 도가니탕이 바로 콜라겐의 덩어리인데, 도가니는 동물의 연골조직이다. 인간 역시 관절에 이런 조직이 있으며, 관절뿐만이 아니라 인체의 각 부위에 콜라겐은 다량 함유되어 있다. 인체의 콜라겐 함유비율은 다음과 같다.

콜라겐 함유율

- 뼈 : 뼈와 유기물 중 약 70%가 콜라겐
- 관절 : 뼈와 뼈를 이어주는 연골의 약 50%가 콜라겐
- 혈 : 혈관을 구성하는 성분 대부분이 콜라겐
- 피부 : 표피 아래 진피의 70%가 콜라겐

이처럼 콜라겐은 우리 몸을 구성하는 기본 성분이며, 피부를 젊게, 빛나게, 아름답게 해준다. 그러나 안타깝게도 이 콜라겐은 18세 이후부터는 인체 내에서의 생산량이 저하되기 시작한다. 그래서 25

세가 되면 피부의 노화가 시작되는 것이다.

대부분의 여성들이 25세를 고비로 눈 밑에 잔주름이 생기기 시작하는 이유가 바로 콜라겐과 수분이 줄어들기 때문이다. 콜라겐이 부족하거나 노화되면 피부는 피하근육의 위축으로 탄력과 윤기가 없어지고 주름, 검버섯, 기미 등이 생기며, 뼈가 약해지고 골다공증, 관절통, 부종, 관절염이 생긴다. 혈관과 관련해서는 괴혈병, 동맥경화 등의 원인이 되며, 탈모, 흰머리가 나타나고 머리털이 가늘어진다.

따라서 항상 탄력 있고 싱그러운 아름다움을 간직하기 위해서는 콜라겐이 많이 들어있는 식품을 섭취해야 한다. 도가니탕, 닭날개, 돼지 껍데기, 꼬리곰탕, 사골탕, 우족탕, 아구탕 등이 그것이다.

그렇다고 매일같이 이런 음식들을 먹기는 어렵기 때문에 동물에서 콜라겐만을 추출하여 캡슐이나 분말 타입으로 제조된 제품들이 우리 주위에는 넘쳐난다. 이 취지는 좋다. 그러나 콜라겐이라고 시중에 나와 있는 제품들 중 일부는 콜라겐이 아닌 젤라틴의 형태이다.

동물의 피부를 삶으면 젤리형태의 물질이 생기는데, 이것을 젤라틴이라고 한다. 젤라틴은 콜라겐에 비해 흡수율이 떨어지며, 콜라겐이라고 부를 수 없는 성분이다. 왜냐하면 젤라틴에는 콜라겐만 들어있는 것이 아니라 유지, 방부제 등 불순물이 포함되어 있어 냄새나맛이 강하다. 그래서 섭취하기 쉽게 캡슐에 담은 것이 바로 젤라틴 성분의 콜라겐 제품들이다.

젤라틴으로 콜라겐의 효능을 기대하는 것은 불가능한 일이다. 또한 아무리 몸에 좋은 콜라겐이라고 해도 몸속에 제대로 흡수가 안 된다면 아무 소용이 없다. 하지만 콜라겐이 흡수가 되는지 안 되는지 제품을 구매하는 입장에서는 몇 달 먹어보지 않고서야 알 수가 없다.

그렇다면 콜라겐 제품이 흡수가 잘되는 제품인지 쉽게 알 수 있는 방법은 없을까? 다행히도 집에서도 간단히 실험할 수 있는 방법은 있다.

콜라겐 제품 실험법

- 우선 투명한 유리컵에 물을 반 정도 채운다.
- 물에 콜라겐 제품을 넣는다. 분말은 그대로, 캡슐은 속에 있는 분말로 실험을 한다. 그러면 세 가지 경우가 생긴다.
- 첫 번째, 분말이 물에 녹지 않고 기름과 함께 둥둥 뜨는 경우
- 두 번째, 분말이 그대로 컵 바닥에 가라앉는 경우
- 세 번째, 완전히 다 녹는 경우

몸속에 흡수율이 높은 콜라겐 제품이라면 당연히 세 번째의 반응이 나타나야 한다. 콜라겐 제품의 제대로 몸에 흡수되고 있는지 아닌지 도저히 알 수 없다면 이 간단한 실험으로 좋은 콜라겐을 구별할 수 있다.

이처럼 먹는 콜라겐으로 콜라겐 섭취를 보충할 수 있지만, 너무 비싸서 엄두가 안 나는 사람이라면 자체 내의 콜라겐 생성을 부지런히 돕는 수밖에 없다. 그 방법은 운동이다.

우리가 섭취한 음식물은 운동을 통해서 콜라겐으로 합성된다. 그래서 운동이 부족하면 뼈와 근육이 약해져서 골다공증에 걸리기 쉽다. 뼈는 30%의 칼슘과 70%의 콜라겐으로 형성되어 있기 때문이다.

먹어서든, 운동을 통해서든, 보조식품을 통해서든, 콜라겐을 섭취하면 젊음과 탄력을 유지하게 해준다는 것은 분명한 사실이다. 자신에게 가장 잘 맞는 방법을 찾아서 콜라겐을 적극적으로 흡수하도록 노력하다 보면, 주름과 노화는 저만치 멀어져갈 것이다.

남자가 해야 할 운동, 여자가 해야 할 운동

늘씬하고 균형 잡힌 몸매에 대한 열망은 이제 여성만이 아니라 남성에게까지도 확산되고 있다. 몸매뿐만이 아니다. 피부 관리에 있어서도 남성들의 관심은 여성들을 따라잡을 만큼 증가하고 있어, 남성 피부 관리에 대한 전문서적까지 나올 정도이다. 이제 여성들은 같은 여성들뿐만이 아니라 남성들까지 경쟁상대로 삼아야 할 상황에 처해 있다.

함께 걷는 남성이 너무 멋진 몸매와 피부에 패션 감각까지 지니고 있다고 해서 여성들의 어깨가 으쓱해지는 것은 아니다. 이런 이야기가 있다. 남녀 한 쌍이 길을 걷다가 맞은편에서 또 다른 남녀 한 쌍이 걸어오고 있다면, 남자와 여자는 다른 남녀 중 누구를 바라볼까?

우선 남자는 상대편 여자를 쳐다본다. "저 남자와 함께 다니는 여자가 내 여자보다 예쁜가?"를 보기 때문에. 여자는 상대편 여자를 쳐다본다. "저 여자가 나보다 예쁜가? 내 남자가 충분히 나를 자랑스러워할까?"를 확인하고 싶기 때문에.

이처럼 남녀의 심리에는 미묘한 차이가 있다. 남성들이라면 함께 걷는 여성이 아름답다면 절로 어깨가 으쓱해지겠지만, 여성이라면 함께 걷는 남성이 너무 멋있다면 왠지 주눅이 든다.

그렇다고 여기서 포기할 수는 없다. 인간은 도전하면서 살아가는 존재니까. 기왕지사 이렇게 되었다면 남자 친구나 남편과 함께 젊음과 건강을 유지하면 해결될 일이다.

"함께 운동을 시작하자. 나는 요가나 에어로빅 같은 걸 하고, 남자 친구는 헬스클럽에 등록시켜 웨이트트레이닝을 시키자."

이렇게 생각하는 여성이라면 잠깐만 기다려보자. 대부분의 사람들은 남성은 힘을 키워주는 근력운동을 하고 여성은 유연성과 심폐지구력을 길러주는 운동을 해야 한다고 믿고 있다. 그러나 진실은 다르다. 오히려 여성이 근력운동을 하고 남성은 유연성을 길러주는 운동을 해야 한다. 그 이유는 다음과 같다.

여성은 남성보다 평균수명이 길다. 그리고 남성이 여성보다 성인병에 걸릴 확률이 높다. 남성호르몬인 테스토스테론은 동맥경화 등 성인병을 유발하는 요인이 되어, 성인병인 고혈압, 심장병, 뇌졸중 등이 더 빨리 오고 노화가 더욱 가속화된다. 따라서 성인병을 예방하기 위해서라도 여성보다는 남성에게 유산소운동이 더 필요하다.

또한 남성은 여성보다 유연성이 부족하기 때문에 요가나 에어로빅 등을 통해 점점 굳어져가는 신체의 유연성을 길러야 한다. 그래야 생기 있고 탄력 있는 몸을 만들 수 있다.

헬스클럽에만 가 봐도 여자들은 런닝머신이나 스트레칭 등을 주로 하고 근력운동은 가벼운 덤벨이나 단시간의 운동기구 사용에 그친다. 반면에 남성들은 무거운 중량을 이용한 웨이트트레이닝으로 근육운동에 주로 힘을 기울이고 있다.

이처럼 남성들은 근육운동에 지나치게 비중을 두고 있다. 근육이 발달하면 외형상 남자다울지는 모르지만, 지구력을 기르는 데는 별로 도움이 되지 않는다. 즉 건강에는 크게 도움이 되지 않는 운동이라는 것이다. 건강에 가장 좋은 운동은 유산소운동이다.

유산소운동은 체내에 산소공급량을 늘려주는 운동으로서, 조깅, 수영, 사이클링, 스키, 마라톤, 등산, 줄넘기, 에어로빅 등이 있다.

유산소운동은 심장과 폐의 기능을 강화하고 체지방을 줄이며, 근육을 늘리고 뼈의 밀도를 높여 관절을 튼튼하게 만든다. 또한 혈액순환을 원활하게 하고 혈관을 강화하며, 인체 모든 기관의 퇴행을 느리게 해준다. 따라서 건강과 다이어트라는 두 마리 토끼를 잡기 위해서는 근육운동보다 유산소운동이 효과적이다.

근육운동은 사실 남성보다는 여성이 더 많이 해야 한다. 여성의 근육은 남성에 비해 최고 수준에서도 60%에 미치지 않는다. 또한 여성 호르몬인 에스트로겐이 체내 근육들을 위축시키기 때문에 여성의 신체에서 근육이 차지하는 비율은 너무나 낮고, 체지방 비율은 높아진다.

몸에 근육이 많으면 흡수된 열량을 태우는 속도가 빨라진다. 그러나 체지방이 많으면 흡수된 열량을 소모하기보다는 축적이 잘 되기 때문에 살이 잘 찌는 체질이 되는 것이다. 같은 양을 먹어도 남성보다 여성이 살이 많이 찌는 이유가 바로 이 때문이다.

그러므로 여성은 웨이트트레이닝을 해서 근육을 길러야 한다. 헬스장의 웨이트트레이닝 기구에는 여성들이 몰리고, 런닝머신이나 에어로빅 등에는 남성들이 몰리는 것이 바람직한 현상이다.

근육운동이 여성들에게 좋은 이유는 이것뿐만이 아니다. 근육이 강화되면 체내에서 칼슘 성분이 빠져나가는 골다공증을 예방하는 데 많은 도움이 된다는 연구결과가 있다. 특히 골다공증이 급속히 진행되는 폐경기 이후의 여성에게는 근육운동이 반드시 필요하다.

자, 이제 남편이나 남자친구의 손을 잡고 어디로 가야할지 명확해졌을 것이다. 남성에게는 요가교실이나 헬스클럽의 런닝머신, 수영 등을 권하고, 여성은 무거운 덤벨을 들고 힘을 키우자. 강한 만큼 아름다워진다.

향기로운 아로마테라피

요즘 건강과 아름다움에 관심이 많은 여성들 사이에서 아로마테라피가 점점 뜨거운 관심을 끌고 있다. 선진국에서는 이미 오래전에 대중화된 아로마테라피 요법은 질병을 예방하고 치료할 뿐만 아니라 스트레스를 해소하고 통증을 완화시키려는 목적으로 사용되어 왔다.

그러나 최근에는 피로회복과 심리적인 안정, 피부미용에 효과를 보이는 아로마테라피 요법이 다양하게 선보이고 있으며, 스파와 함께 시행함으로써 체중감량 효과를 보이는 프로그램도 나오고 있다.

그렇다면 아로마테라피는 정확하게 무엇을 말하는 것일까?

아로마는 '향기'라는 뜻이며, 실제로 향기가 나는 약용식물에서

추출되는 오일 형태의 물질이다. 아로마는 테르펜 계열의 다양한 물질을 비롯하여 불포화지방산, 비타민, 미네랄 등을 풍부하게 함유하고 있다. 100%의 순수한 천연오일인 아로마의 이 성분들은 인체에 흡수가 잘 되어 뛰어난 효과를 발휘한다. 특히 여성의 피부와 생리 등 신진대사에 탁월한 효능이 있어서 '신이 여성에게 준 선물'이라는 극찬을 받는다.

아로마테라피란 Aroma(향)와 Therapy(치료)의 합성어로, 아로마에서 추출한 방향성 오일인 정유, 즉 '에센셜 오일'을 이용하여 치료하는 방법을 말한다. B.C. 4500년 경 이집트에서는 많은 정유를 사용해 왔다는 것이 미이라를 통해 알려졌다. 특히 상류층의 무덤에서는 시체가 부패하는 것을 막기 위해 아로마 성분을 사용했다. 이집트인들은 종교, 의학, 미용에 아로마의 효능과 방향성을 다양하게 이용했던 것이다.

히포크라테스도 "건강 유지의 길은 아로마 목욕과 마사지를 매일 하는 것이다."라고 말했던 것처럼, 정기적인 아로마는 신체를 안정시켜주고, 인체 밸런스를 유지시켜주며, 질병을 사전에 예방할 수 있게 해준다.

로마시대에는 다양한 종류의 아로마 성분이 포함된 에센셜 오일이 생산되었다. 줄리어스 시저, 네로 황제의 통치시대에는 알로에를 일상생활에 없어서는 안 될 필수 불가결한 품목으로 여겼다.

영국의 엘리자베스 1세 여왕은 의상과 일상생활에 아로마를 효과적으로 사용함으로써 그녀의 미를 돋보이게 했다. 프랑스의 루이 14세 이후에는 전 유럽에 붐을 이룰 정도로 아로마 성분이 활용되기 시작했다.

이처럼 오랜 역사 동안 그 효과를 인정받아온 아로마테라피는 오늘날 가장 자연적이고 효과적인 대체의학의 한 분야가 되었다. 아로마테라피에는 다양한 방법들이 응용되고 있으며 계속해서 새로운 방법들이 시도되고 있는 중이다.

효과적인 아로마 사용법과 그 효능을 정리해보면 다음과 같다.

아로마 사용법

• 목욕법

욕조에 따뜻한 물을 받고 에센셜 오일을 떨어뜨려 향이 퍼지게 한 다음 몸을 담근다. 향을 코로 들이마시고, 에센셜 오일이 피부에 흡수되면, 피로가 풀리며 굳어있던 근육이 부드러워진다.

• 전신욕

따뜻한 물이 담긴 욕조에 에센셜 오일 5~10방울을 떨어뜨린 다음, 전신을 담그고 15~20분 정도 몸을 따뜻하게 한다. 아침에는 약 42℃의 온수로 짧게 샤워하거나 전신욕을 하여 신경을 깨운다. 저녁에는 약 38℃의 물에 몸을 충분히 담가 부드럽게 풀어준다.

• 반신욕

에센셜 오일을 풀어 넣은 물에 하반신을 담그는 반신욕은 몸에 무리를 주지 않고 혈액 순환을 원활하게 한다. 회복기 환자나 노약자, 또는 비만 관리에 효과적이다.

• 좌욕

대야에 따뜻한 물을 붓고 에센셜 오일 5~10방울을 떨어뜨려 좌욕을 하면 자극이 없이 청결을 유지시키는 데 효과가 있다.

• 습포법

따뜻한 물이나 얼음물에 5~10방울의 에센셜 오일을 떨어뜨린다. 이 물을 거즈나 타월에 적셔 가볍게 짠 후 화상이나 타박상 환부에 찜질한다.

• 가글링법

물 1컵에 에센셜 오일 1방울을 떨어뜨려 가글링한다. 입안의 염증을 제거하고 입냄새를 없애준다.

• 족욕

모든 장기가 모여 있다는 인체의 축소판인 발마사지와 족욕에 이용하면 더욱 효과적이다. 대야에 따뜻한 물을 채운 후 에센셜 오일 5~6방울을 떨어뜨려 10~15분 정도 발을 담근다. 샤워를 더 즐긴다면, 샤워하는 동안 발을 물에 담그고 여기에 에센셜 오일 몇 방울을 넣는다. 향기로운 향이 나는 김을 맡으면 기분이 상쾌해진다.

아로마테라피의 효과

• 신경안정 효과

천연향인 아로마는 종류에 따라 감정을 안정시키는 기능이 있다. 긴장을 풀어주고, 피로회복과 스트레스로 인한 질병을 예방하며, 정신질환 치료에 많은 도움을 준다.

• 피부미용 효과

아로마 오일은 100% 순수한 자연 성분을 마사지 요법을 통해 피부에 직접 침투시킬 수 있어 피부의 재생효과가 뛰어나다.

• 주위 환경을 맑고 향기롭게

아로마는 담배 냄새, 화장실 냄새 등 각종 악취를 원천적으로 제거하여 준다.

• 성생활을 즐겁고 활기차게

아로마 오일 중에는 성 호르몬을 자극하는 향유가 있어 성적인 활력을 일으키고, 생식기관을 자극하며 강화시킨다. 따라서 신체적 원인에 의한 불감증이나 성기능 장애를 극복하도록 도와준다.

• 신체기능을 즐겁고 활기차게

대뇌의 신경전달 명령에 의해 신체 부위별 기능이 정상화되고, 자율신경계가 하모니를 이루어 각종 신체증상과 기능장애를 치유한다.

• 명상의 세계를 더욱 깊게

천연의 향은 정신에 영향을 주어 몸을 이완시키고 깊은 명상에 몰입하도록 도와준다. 명상할 때 아로마 향초를 이용하면 효과적이다.

• 가정 상비약

두통이나 소화불량, 긴장, 식욕부진, 불면증 등이 있을 때 아로마 요법을 이용하면 간단하게 치료될 수 있다.

• 요리를 더욱 맛깔스럽게 만든다

아로마 오일은 각종 요리나 샐러드를 만드는 데 사용되기도 한다. 여러 양념에 오일을 잘 섞으면 단 한 방울의 오일로도 맛깔스런 음식을 만들어 낼 수 있다.

아로마 향기요법이 효과적인 이유는 후각이 가장 감각적이며 원초적인 감각기관이기 때문이다. 향이 좋고 나쁨에 따라 신경계통은 민감하게 반응한다. 그래서 좋은 냄새는 좋은 기억이 떠오르게 하고, 두뇌 엔돌핀의 분비를 촉진시킨다. 또한 라벤더, 카모마일, 클라리세이지 등 일부 향은 정서를 안정시키는 효과가 있다.

아로마는 신경전달물질인 세로토닌의 분비를 촉진하는 것으로도 알려져 있다. 특히 로즈메리향은 대뇌변연계의 해마기능을 자극하여 기억력을 향상시킨다. 잠자는 사람에게 아로마를 흡입하게 했더니 뇌파가 달라졌다는 보고도 있다.

아로마 마사지는 손의 터치에 의하여 좋은 느낌이 뇌에 신호를 전달하여 엔돌핀 분비를 촉진시킨다. 에센셜 오일 자체도 피부세포 재생에 효과가 있고, 냄새 또한 정서를 안정시켜 준다.

과거에는 피부 마사지를 통한 방법이 에센셜 오일의 흡수에 효과적인 것으로 간주되었으나, 최근에는 흡입에 의한 효과가 가장 중요한 것으로 인식되고 있다. 또한 향기를 동반한 아로마테라피를 기존 스파 프로그램에 접목하여 실시해 본 결과 슬리밍 효과까지 거둘 수 있었다고 한다. 다이어트의 한 방법으로도 아로마테라피는 자리를 잡아가고 있는 것이다.

Tip 아로마를 사용할 때 주의할 점

국내에는 아직 아로마 전문 관리사가 없기 때문에 일반인이 아로마테라피를 하려면 주의가 필요하다.

우선 아로마테라피의 시간이다. 오래 사용할 경우 내성이 생기거나 어지러움을 느낄 수 있다. 아로마 오일이나 향초는 30분 정도 사용하고, 2시간 동안은 발향을 중단한 채 환기를 하는 것이 좋다.

에센셜 오일은 100% 천연 성분이기는 하지만 성분의 변질이 생길 수 있다. 만약 아이가 마시는 사고가 발생하면 우유를 많이 마시게 한 뒤 토하게 하고 즉시 병원으로 이송해야 한다. 때문에 어린이와 애완동물의 손에 닿지 않게 그늘지고 눈에 띄지 않는 곳에 보관하고, 반드시 짙은 색 병에 넣어 열과 빛을 차단하는 것이 중요하다.

민감성 피부나 호흡기질환이 있는 사람은 아로마테라피를 통해 오일을 몸에 직접 바르거나 향초나 오일 등을 흡입하는 것을 삼간다. 두통이나 현기증, 피부염 등의 부작용이 생길 수 있기 때문이다.

임신을 계획 중이거나 임신한 여성도 아로마 오일은 특별한 경우를 제외하고 사용하지 않는 것이 좋다. 임신 초기에는 여성호르몬 촉진으로 유산할 위험성이 있기 때문이다. 자궁을 수축시키는 성분이 함유된 로즈, 로즈메리, 마조람, 멜리사, 멀, 바질, 벤조인, 재스민, 페퍼민트, 카모마일 등도 피해야 한다.

아로마 향초는 품질경영 및 공산품안전관리법에 따라 방향제 안전 검사를 받은 제품을 고르는 것이 좋다. 탈취제, 악취 제거제 등의 용도로 수입된 아로마 오일이나 향초 등은 통관 전에 한국화학시험연구원 등 안전 검사 기관의 검사를 받았는지 여부를 확인하는 것이 안전하다.

Tip 향의 종류에 따른 아로마 효과

- 로즈마리 : 뇌세포를 활성화시켜 기억력과 집중력을 높여준다. 공부하는 학생이나 노인에게 좋다.
- 페퍼민트 : 머리를 맑게 해주고 빠른 시간에 기분 전환을 시켜준다. 호호 바 오일을 섞어 마사지하면 근육통에 좋고, 운전 중 졸음을 쫓거나 목이 뻐근하고 피곤할 때 효과적이다.
- 라벤더 : 긴장을 풀어주고 차분한 기분이 들게 하며, 불면증에 특히 도움을 준다.
- 레몬 : 리프레쉬 효과로 머리를 맑게 해주며, 피부를 보호하고 가려움증과 통증에 효과가 좋다.
- 재스민 : 로맨틱한 무드를 조성하고 차분하고 부드러운 기분을 갖게 한다. 강력한 릴랙스 효과가 특징이며, 호르몬 평형으로 최음 효과를 준다. 토닝과 수렴, 이완 작용으로 모든 피부에 효과가 있다.
- 로즈 : 행복감을 고조시키고, 로맨틱한 기분으로 이끈다. 정서완화 작용으로 긍정적 사고를 고취시키고, 모든 피부에 효과가 있다. 특히 노화와 민감한 피부에 좋다.

열 살 이상 젊어보이려면 물을 사랑하자

한때 가수 솔비가 물다이어트에 성공하여 핼쑥해진 미모를 뽐내면서 인터넷의 각종 블로그에 화제가 되었던 적이 있었다. 이른바 '솔비 다이어트' 라고 하여 다이어트 인구들의 폭발적인 관심을 끌었다. 화제의 주인공인 솔비는 물다이어트로 살도 빠지고 피부도 고와져 많은 이들의 부러움을 한 몸에 샀다.

물이 몸에 좋다는 것은 누구나 알고 있는 사실이다. 특히 다이어트 중에는 하루 아홉 컵 이상의 물을 섭취해야 한다는 것은 다이어트를 해본 사람이라면 거의 다 알고 있는 상식이다.

물의 효과를 간단하게 정리해 보면 다음과 같다.

- 몸의 신진대사를 활발하게 하여 다이어트에 도움이 된다.
- 산소나 영양분을 운반하여 몸의 균형을 잡아준다.
- 몸 안의 노폐물을 배설하여 신장의 기능을 도와준다.
- 체온 및 체액을 조절하는 역할을 한다.
- 몸에 수분을 보충하여 피부를 촉촉하게 유지해준다.

건강과 다이어트 모두에 도움을 주는 신비하고 고마운 생명의 묘약인 물. 그러나 물의 중요성을 제대로 알고 있는 사람은 그리 많지 않다. 항상 함께 하는 물이기에 별 관심을 두지 않는 것이다.

하지만 물 중에서도 몸에 도움이 되는 물을 골라서 마셔야 효과가 배가된다. 건강과 미용이라는 두 가지 목표를 달성하여 더욱 젊고 아름다워지기 위해서는 좋은 물을 가려 마시는 지혜가 필요하다.

그렇다면 어떤 물을 마셔야 하는 걸까?

한때 일본의 물연구가 에모토 마사루의 책『물은 답을 알고 있다』는 책이 소개되면서 많은 반향을 불러일으켰다. 특히 이 책에 실린 물의 결정체 사진은 아름답기 그지없다. 더욱 놀라운 것은 물이 클래식 음악을 들려주면 규칙적이고 아름다운 결정체를 이루는 반면, 락 음악처럼 시끄러운 음악을 들려주면 불안하고 불규칙한 결정체를 이룬다는 것이다.

즉 물에도 의식이 있으며, 특히 사랑과 감사의 마음을 물에게 불러일으키면 물도 긍정적인 반응을 보인다는 것이다. 그렇다면 70%가 물로 이루어져 있는 사람 역시 긍정적인 물의 결정체에 따라 건강이 좌우되지 않겠는가? 에모토 마사루는 그래서 아름다운 결정을 이루고 있는 '육각수'의 중요성을 설파했으며, 이로 인해 육각수에 대한 사람들의 관심도 높아지게 되었다.

육각수란 물 분자 6개가 모여 육각형의 고리구조를 취하고 있는 것을 말한다. 자연 상태에서 눈이 녹은 물이 바로 대표적인 육각수이다. 이 물의 육각구조는 칼슘, 칼륨, 나트륨, 아연, 철, 구리 등 양이온에 의해 강화되며, 염화이온, 황이온 등의 음이온에 의해 파괴되는 성질을 가졌다. 또한 영하 30~40℃ 사이의 물은 거의 100% 육각수이다. 따라서 온도를 낮추고 양이온성 미네랄의 함량을 높여주며, 자기력을 줄 경우 물은 육각수를 이룰 확률이 높아진다.

육각수는 세계의 장수촌에서 공통적으로 마시고 있는 물이기도 하다. 건강한 세포 주변에 존재하는 물 대부분이 작은 육각형 고리 모양의 물 분자로 되어 있다고 하니, 육각수는 건강과는 뗄레야 뗄 수 없는 관계인 모양이다.

물이 노화와 관련되어 있다는 것은 인체에서 물이 차지하는 비율만 보아도 알 수 있다. 사람은 이 세상에 태어난 순간부터 나이를 먹어감에 따라 물의 구조가 흐트러져 수분을 점차 잃어가는 상태가 된다. 그래서 주름이 많아지며 노화현상이 나타난다.

이는 수치로도 확연히 알 수 있다. 몸무게에서 체액(수분)이 차지하는 비율은 신생아의 경우는 약 80%, 20대에서는 70%를 이루다가 지속적으로 비율이 낮아져서 40대 이후부터는 60% 이하로 떨어지게 된다. 이와 동시에 육각형의 물은 오각형, 사각형 등으로 나이가 들수록 그 구조가 흐트러진다고 한다. 육각수는 젊음과 건강에 이처럼 밀접한 관계를 가지고 있다.

이 육각수를 활용한 것이 바로 알칼리수이다. 알칼리수는 양이온이 활성화 된 육각수를 말하는 것으로, 약알칼리성을 띠는 인체의 체액과 잘 조화되는 특성이 있다. 이와 반대로 피부는 약산성을 띠기 때문에, 피부에는 산성의 물이 좋다고 한다.

알칼리수는 물속에 활성화된 미네랄이 풍부하다. 따라서 인체 내의 대사과정에 직접적으로 작용하여 신진대사의 효율을 높인다.

알칼리수는 세포 내에서 발생한 노폐물을 신속하게 밖으로 배출시킴으로써 세포의 노화를 방지한다. 또한 세포 내 체액을 개선하여 면역력을 상승시켜 질병의 자연치유력을 높여준다. 프랑스 루르드 지방의 알칼리성 샘물을 난치병 환자들이 찾는 것은 유명한 사례이다.

인체의 노화에는 또한 활성산소도 밀접하게 연관되어 있다. 활성산소는 인체를 돌아다니면서 세포를 자극하여 암이나 당뇨, 고혈압, 아토피 질환 등 각종 성인병을 일으킨다. 그런데 알칼리수에서 나온 풍부한 활성수소 분자 2개는 활성산소 분자 1개와 결합하여 활성산소를 물로 만들어 체외로 배설시킨다. 노화의 원인인 활성산소를 원천적으로 제거해주는 것이다.

이처럼 알칼리수의 중요성을 증명하는 사례와 연구결과는 지금도 계속 나오고 있다. 이를 입증하듯 하버드 의대 식생활 수칙에서도 씻는 물은 산성수, 먹는 물은 알칼리수로 규정하고 있다.

인체 중 물이 차지하는 비율이 70%에 이르는 만큼 우리 몸의 건강과 젊음에 물은 아주 중요한 역할을 차지하고 있다.

열 살 더 젊어지고 싶다면 물을 사랑하자. 그리고 제대로 된 물을 섭취하자. 특히 신비의 물 알칼리수를 체험해보는 것은 젊음을 간직할 수 있는 훌륭한 선택이 될 것이다.

장수 천국, 오키나와 마을

2009년 100세 이상 인구 4만 명이라는 기록을 세운 일본은 세계 최장수국 중 하나로 손꼽힌다. 일본에서도 장수하는 노인들의 천국으로 알려져 있는 오키나와 현은 전체 130만 인구 중 400명 이상이 100세 이상의 노인들이다. 10만 명당 약 34명인 셈이다. 미국의 100세 이상 노인이 5~10명에 불과한 것에 비하면 무려 6배 이상의 비율이다.

이에 비례하듯, 오키나와에서의 심장병 발병률은 미국의 5분의 1에 불과하며, 유방암, 난소암, 전립선암의 비율은 미국인들의 4분의 1 이하라는 통계가 나와 있다.

그러나 절대적인 수명이 높다는 것만으로 오키나와 주민들이 주목을 받고 있는 것은 아니다. 그보다 더욱 중요한 것은 오키나와의 '건강수명'이다. 오키나와에 살고 있는 100세 이상의 노인들에게서는 우리가 흔히 상상하듯 죽음을 기다리며 맥을 놓고 있는 모습을 발견할 수 없다. 이들 중 대다수가 100세 이상의 나이에도 불구하고 여전히 건강하고, 활동적이며, 독립적으로 살고 있다.

오키나와 현 북부의 오기미 마을은 오키나와에서도 대표적인 장수촌으로 꼽히는데, 주민들이 오가는 길목에는 다음과 같은 문구가 적혀있다.

"나이 80이면 어린아이에 불과하고, 90세가 되어 하늘의 부름을 받거든 100세까지 기다려 달라고 돌려보내라."

이 말을 증명이라도 하듯 오키나와에서는 103세의 노인이 오토바이를 몰고 가라테 학원에 가는 모습을 볼 수 있고, 101세의 노인이 시장에 내다 팔 야채를 손질하는 모습도 쉽게 발견할 수 있다. 이처럼 건강하게 장수하는 사람들의 생활습관을 체험하고자 하는 관광객들의 수도 나날이 늘어가는 추세이다.

오키나와의 장수촌이 알려지자 많은 학자들이 장수의 비결을 알기 위해 동분서주하기 시작했다. 그리하여 밝혀진 이유 중의 한 가지는 오키나와 섬이 화산도와 산호초로 이루어져 있어 식수에 칼슘이 다량 함유되어 있기 때문이라는 것이다. 칼슘은 알칼리 미네랄의 대표적인 성분으로 건강의 기초를 탄탄히 해주는 식품이다.

또한 오기나와 섬에는 해산물이 풍부하여 주민들의 식탁이 대부분 해산물과 해조류로 이루어져 있다. 미역, 다시마, 파래, 김, 청각채, 몰, 가사리, 클로렐라, 스피룰리나 등의 해조류에는 육지에서 빗물로 씻겨 들어간 50종 이상의 광물질이 함유되어 있어 미네랄의 보고라 할 수 있다.

사람의 육체에도 30종 이상의 광물질(칼슘, 철, 칼륨, 금, 은 등)이 필요하기 때문에, 해조류 섭취는 인체의 기능을 활발하게 유지하는 데 큰 도움을 준다. 그 중에서도 미역에는 칼슘 함량이 분유와 맞먹을 정도로 많이 포함되어 있다.

이에 덧붙여 현대의학은 해조류가 혈중 점성도를 낮추어 암을 예방하며, 궤양을 예방하고 치료하는 효과가 있고, 살균작용을 하여 변비를 해소하는 데 큰 효과를 나타낸다는 것을 밝혀냈다. 미국 하버드 대학의 젠 티즈 박사는 일본 여성의 유방암 사망률이 미국인의 6분의 1인 것은, 해조류를 상용하기 때문이라고 발표했다.

특히 다시마는 일본산 해조류의 33%를 점하고 있는데, 흰쥐를 사용한 실험에서 다시마의 항암효과가 입증된 바 있다. 일본 호쿠리 대학의 야마모토 이치로 박사 등은 갈조류가 대장암 억제에 효과가 있다고 주장했다.

또 다른 연구자들은 다시마, 미역 등이 혈압을 낮추고 중풍을 예방한다는 연구결과를 내놓았다. 한 실험에서는 고혈압인 흰쥐 몇 마리에게 소금을 과다하게 먹이고, 그 중 일부에게만 다시마 분말을 먹였다. 그 결과 다시마를 먹이지 않은 쥐는 뇌졸중을 일으켜 모두 죽었으나, 다시마를 먹인 쥐는 한 마리도 죽지 않았다고 한다. 해조류가 성인병 예방에 큰 효과를 발휘한다는 것이 입증된 셈이다. 이처럼 몸에 좋은 해조류를 매일같이 밥상에 올리는 오키나와 섬 주민들이 건강하게 장수하는 것은 당연한 일이다.

해조류가 건강에 좋다는 것은 많은 사람들이 알고 있는 사실이다. 하지만 바닷가에 살지 않는 이상 싱싱한 해조류를 매일 밥상에서 마주하기는 어렵다. 그러나 건강과 장수를 생각한다면 해조류를 식탁에 올리는 노력을 게을리 하지 말자. 해조류와 친하게 지낼수록 건강 나이는 더욱 상승된다는 사실을 기억해두자.

Tip 건강을 부르는 해조류 섭취법

다시마

다시마는 검고 두꺼운 것을 선택한다. 다시마의 끈적거리는 성분은 씻어내지 말고 물에 담가 우린 다음 마시면 피가 맑아지고 혈액순환에 도움이 되며 쾌변에도 좋다. 다시마 육수를 끓일 때는 너무 오래 끓이면 알긴산이 빠져나가 맛이 떨어지고 영양분도 손실되니 살짝만 끓여 이용할 것. 쌈다시마는 초고추장에 찍어서 쌈으로 먹어도 좋고, 오징어나 낙지 같은 해물류와 함께 새콤달콤하게 무쳐서 입맛을 돋워주도록 한다.

김

김은 그냥 먹는 것이 가장 좋지만, 먹기가 힘들다면 구워서 간장에 찍어 먹도록 한다. 그래도 먹기 어려우면 들기름을 발라 소금을 뿌려 구워 먹는다. 앞부터 건강에 좋은 섭취법 1, 2, 3 순위이다. 기름을 발라서 구운 김은 오래 두고 먹으면 기름이 산화되어 좋지 않다. 따라서 기름에 구울 때는 그때그때 먹을 분량만 구워 먹고 남기지 않도록 한다. 소금을 뿌려 먹으면 혈관 내에 나트륨이 늘어나 혈관 내 압력이 높아질 수 있으므로, 가급적 소금을 바르지 않고 먹도록 한다. 그래야 김 본래의 맛을 음미할 수 있고, 성인병 예방 효과도 커진다.

파래

파래는 구워서 양념장을 곁들여 먹는 것이 기본이고, 말린 청각이나 생파래는 무침으로 많이 사용한다. 생파래를 채 썬 무와 함께 새콤하게 무쳐 먹으면 특별한 건강식이 된다. 어린 파래처럼 생겼으나 매우 부드럽고 광택이 있는 해조류를 완도 지방에서는 매생이라고 한다. 매생이는 파래에 비해 감미가 뛰어나고 매우 부드러우면서 맛이 좋다. 석화와 함께 참기름에 섞어 먹으면 별미다.

혈액을 깨끗하게 만드는 키틴, 키토산

　한국인의 사망원인 중 1위는 암이고 2위는 뇌혈관질환, 3위는 심혈관질환이라고 한다. 2위와 3위를 차지하는 생명과 관계된 질병이 모두 혈액과 관계되어 있으니, '혈액이 건강의 척도' 라는 말이 나올 만도 하다. 1위인 암도 혈액이 깨끗하지 못하여 면역기능이 약화되어 생기는 것이니 혈액의 건강은 인체의 건강을 말해주는 바로미터라 할 수 있다. 그래서 몸이 아파 병원에 가면 혈액검사부터 하는 것이다.

　혈액은 체내의 산소와 영양물질을 말초조직으로 전달하고 탄산가스 등의 불순물을 배설시켜 생체대사를 유지한다. 또한 체내에 들어온 각종 세균이나 독성물질들을 무력화시켜 생체를 방어하는 역할도 한다.

혈관의 길이는 지구둘레의 2배가 넘는 13만㎞로 인체 곳곳을 누비고 다닌다. 따라서 혈액이 오염되면 마치 강물이 오염되었을 때와 마찬가지의 현상이 몸 곳곳에 발생한다. 오염된 강물 속의 물고기가 죽어 나가듯이 혈액을 구성하고 있는 적혈구와 백혈구가 손상을 입게 되는 것이다.

면역기능을 조절하는 백혈구가 손상되면 면역기능이 저하된다. 산소를 운반하는 적혈구가 손상되면 혈전이 유발된다. 또한 각 세포에 혈액이 전해주고 남은 영양분과 제대로 배설되지 못한 노폐물이 피 속에 남아있게 되면 혈액이 탁해져서 고혈압, 당뇨병, 심장질환 등을 일으킨다.

혈액을 깨끗하게 하는 방법으로는 여러 가지가 있지만 운동, 식습관 개선, 금연, 스트레스 관리 등을 통해 확실하게 개선할 수 있다. 이 중에서도 특히 혈액을 탁하게 하는 주범은 음식이다.

식생활이 풍요로워짐에 따라 육류의 소비가 많아져 지방 섭취량이 늘어나고, 영양의 과잉상태가 초래되고 있다. 칼로리가 높은 음식들을 자주 과식하게 되면 혈액 속에 몸에 나쁜 콜레스테롤과 중성지방이 활보하고 다니게 된다. 혈액 속에 지방이 쌓이면 고지혈증이 되고, 간에 붙으면 지방간이 되며, 혈관의 내벽에 달라붙으면 동맥경화가 생긴다. 뇌혈관이나 심장혈관에 붙는 것이 뇌경색과 심근경색이다. 당분의 과잉 섭취도 문제가 된다. 혈당이 높은 당은 마치 설탕물처럼 끈적끈적해지는데, 더 이상 견디지 못하여 당을 배설하는 것이 바로 당뇨병이다.

따라서 가장 좋은 식생활은 자연 그대로의 음식을 골고루 섭취하되 과식하지 않고 적절한 양을 먹는 것이다. 그러나 각종 스트레스에 노출되고 바쁜 일상에 시달리는 현대인들에게 매 끼니마다 건강식을 챙겨먹으라는 것은 무리한 요구일 수밖에 없다. 그러한 사람들에게 좋은 영양소가 바로 키틴, 키토산이다.

신이 내린 선물이라고까지 일컬어지는 키틴, 키토산은 게, 새우 등의 껍질, 곤충류의 갑피, 오징어 등 연체동물의 골격 및 껍질, 곤충류의 갑피, 버섯, 조개 등에 포함되어 있다. 특히 우리나라의 동해에서 나오는 홍게의 껍질은 키틴, 키토산의 가장 우수한 공급원이다.

키틴은 식품에 흔히 존재하는 식이성 섬유인 셀룰로오스와 유사한 구조를 가지고 있어 지방이 혈액에 전달되기 이전에 소화기관 내에서 지방을 흡착하여 체외로 배설시키는 작용을 한다. 또한 담즙산의 합성을 촉진시켜 콜레스테롤 소비를 도와 혈액 내의 콜레스테롤을 감소시키는 효과가 있다.

똑같은 칼로리의 음식을 섭취하더라도 키틴, 키토산을 함께 복용하면 장내에서 음식물이 흡수되지 않도록 차단하기 때문에 결과적으로 섭취 칼로리를 줄이는 효과를 낳는다. 만병의 근원인 비만에도 훌륭한 효과를 발휘하는 것이다. 더욱이 다른 영양소의 흡수에는 영향을 주지 않아 부작용의 우려가 없으므로 건강하게 살을 빼려는 사람들에게 희소식을 전해준다.

현재 시중에는 혈액을 깨끗하게 하고 체중감량을 돕는 키토산 함유 제품들이 많이 나와 있다. 그래서 키토산이 다이어트 식품이라고 잘못 알고 있는 경우도 있으나, 키틴, 키토산의 가장 중요한 작용은 혈액을 깨끗하게 하는 것이다. 혈액 내의 지방을 줄여주는 키틴, 키토산의 지방흡착 작용은 그 부수적인 작용에 불과하다. 그러므로 다이어트에 초점을 맞춘 제품보다는 혈액을 개선하여 몸 전체를 골고루 건강하게 할 수 있는 성분이 제대로 갖추어진 제품을 선택하는 것이 좋다.

Tip 키토산키토올리고당

제품의 특징

김정문 키토산키토올리고당은 순환기계 질환의 근본이 되는 지방과 신체를 병들게 하는 각종 중금속 등의 오염물질의 체내 흡수를 막고 체외 배설을 촉진함으로써 맑은 혈액, 깨끗한 몸을 지켜내는 디톡스 전문 건강기능식품 이다.

원재료 성분

키토산분말, 키토올리고당분말, 혼합유당, 유산균발효흑마늘추출분말, 해조 칼슘분말, 제주감태분말, 제주톳분말, 제주우뭇가사리분말, 홍국, 스테아린 산마그네슘

먹어야 할 사람

- 콜레스테롤과 중성지방의 수치 조절이 필요한 사람
- 체내 중금속 누적의 위험으로부터 벗어나고자 하는 사람
- 하복부 지방이 잘 빠지지 않는 사람
- 고혈압, 동맥경화로 심근경색, 협심증, 뇌졸중 등의 위험을 안고 사는 사람

질병의 90%는 활성산소에 의해 발생한다

건강에 관심이 있는 사람이라면 활성산소라는 말을 한 번쯤은 들어보았을 것이다.

활성산소가 노화의 주범이라는 말도 있고, 운동을 지나치게 많이 하면 활성산소가 많이 생성되어 혈액을 산성화시킨다는 말도 있다. 그래서 건강과 다이어트를 위해 운동하는 사람들은 활성산소에 신경을 쓰지 않을 수가 없다.

그렇다면 도대체 활성산소란 무엇을 말하는 것일까?

인간은 숨을 쉰다. 그 과정에서 산소가 몸속으로 들어온다. 일단 몸에 들어온 산소는 산화과정을 겪으며 인체의 여러 가지 대사 작용을 돕는다. 이 과정에서 산화력이 강한 산소, 즉 활성산소가 생겨난다.

다시 정리하자면, 활성산소는 산소를 들이마셨을 때 폐를 통해 몸 안으로 들어온 산소가 혈액을 통해 영양공급을 하고 남은 부산물이라고 할 수 있다. 자동차에서 배기가스가 발생하는 것처럼, 생체에서 불가피하게 생기는 것이 활성산소다. 그런데 이 활성산소가 몸 안에 남아있으면 만병의 근원이자 노화의 원인이 된다.

인간의 본래 수명은 120살이라고 한다. 인간의 세포는 어떤 곳에서도 역할을 다 하며 120년은 버틸 수 있도록 프로그램 되어 있다는 것이다. 세계 최장수인 사람들의 연령이 대체로 110살인 것을 보면 사실인 것 같다. 하지만 세계 최장수국인 일본에서도 평균 수명은 80세 전후에 머물고 있다.

그 이유는 무엇일까? 바로 활성산소의 피해 때문이다.

『뇌내혁명』의 저자 하루야마 시게오는 "활성산소는 면역력과 저항력을 떨어뜨리며, 암, 심혈관질환, 당뇨, 뇌졸중, 류머티즘 등 성인병은 물론 노화의 원인이다."라고 했으며, 아토피의 세계적인 권위자인 니와 유끼에 박사는 "활성산소가 죽음을 부른다. 질병의 90%는 활성산소에 의하여 발생한다."라고 하였다.

사실 활성산소는 체내에서 에너지를 생성하는 과정에서 자연스럽게 형성되는 것이다. 다양한 생체신호 전달과정에서도 중요한 역할을 하고 있으며, 외부에서 침입한 박테리아를 물리치기 위해서도 사용된다.

어렸을 때 넘어져 무릎이 까지면 양호실에 간다. 양호선생님이 무릎에 소독약을 발라주면 부글부글 거품이 이는 것을 볼 수 있다. 이 소독약이 바로 과산화수소, 즉 활성산소의 일종을 녹여 만든 소독약이다. 이처럼 활성산소는 미세한 균을 소독하는 작용이 있는데, 이것들이 인체 내에서 발생하기 때문에 독이 되는 것이다.

특히 다량의 활성산소가 한꺼번에 발생하면 혈관 내벽과 내장을 공격하여 여러 가지 질병을 일으킨다. 사람의 만성질환 중 약 90%가 활성산소와 관련이 있다고 알려져 있다.

활성산소에 의한 손상은 출생 후 사망할 때까지 지속된다. 젊은 시절에는 활성산소의 발생이 적지만, 나이가 들어갈수록 활성산소량이 늘어나 활성산소에 의한 손상이 많아지고, 그 효과도 누적된다. 그 결과 노화가 급격히 진행되는 것이다.

또한 활성산소는 피부를 촉촉하고 탄력 있게 유지시키는 콜라겐과 섬유질을 공격한다. 그래서 피부가 처지고 주름살이 생기며, 관절이 뻣뻣해지고 몸의 유연성이 떨어지게 된다.

생명 유지에 꼭 필요한 산소가 신체 내에서 질병을 일으키고 노화를 촉진시키는 것이 바로 활성산소이니, 아이러니한 일이 아닐 수 없다. 그래서 학자들은 산소를 '양날의 검'이라고도 부른다.

그런데 인체에는 신비하게도 활성산소를 제거해주는 물질이 함께 존재하고 있다. SOD(Superoxide dismutase)가 그것이다.

SOD는 사람과 동물의 장기와 혈액 중에 존재하는 생리활성 효소로, 유해산소를 제거하는 효능이 있다. 몸속에서 활성산소가 지나치게 늘어나 생체에 해를 가하면, 동식물의 각 세포핵에서는 SOD라는 효소가 만들어지고, 이것이 생체에 해를 주는 활성산소를 제거한다.

한 가지 예를 들어보자. 운동을 지나치게 많이 하면 활성산소도 그만큼 많이 만들어진다. 그런데 이때 간에서 만들어지는 SOD의 양 역시 증가한다. 그래서 결과적으로는 활성산소를 잘 없애주는 탁월한 기능의 몸을 가지게 되는 것이다. 그러니 운동을 많이 한다고 활성산소가 많이 생겨 건강을 해칠 거라는 생각은 접어두자. 오히려 운동을 많이 할수록 건강한 체질로 변하게 된다.

그런데 이 SOD의 분비량은 20대 전후에 최고치를 보이다가 40대에는 50%로 줄어들고, 60세를 넘기면 10% 이하로 감소되어 버린다. 노화에 의한 질병이 나타나는 것이 42세 전후이고, 질병이 깊어지는 때가 60세 이후인 것도 다 이유가 있는 것이다. 나이가 들수록 과격한 운동을 삼가라는 것도 이 때문이다.

그렇다면 활성산소의 발생량을 줄이는 방법은 무엇일까?

활성산소를 최소화하는 생활습관

• 금연, 절주를 한다.

담배를 피우면 활성산소가 많이 발생하여 뇌와 피부의 노화를 촉진시킨다.

술은 하루 1~2잔 정도의 적당한 음주는 해롭지 않으나, 그 이상 마시게 되면 활성산소의 발생이 많아진다.

• 스트레스를 최소화 한다.

현대인들이 일상생활에서 스트레스를 받지 않기란 불가능한 일이다. 그러나 스트레스는 활성산소를 발생시키는 요인이므로, 운동과 취미생활 등으로 적절히 해소해야 한다.

• 유해환경에 노출되지 말자.

공해, 자외선, 방사선, 식품첨가물 등은 우리가 일상적으로 접하는 유해환경들이다.

유해환경 역시 활성산소를 일으키는 요인이므로, 유해환경에 노출되지 않도록 주의하자.

• 소식을 한다.

과식을 하면 많은 양의 음식을 소화시키기 위해 인체의 대사량이 증가된다.

이에 따라 활성산소의 발생량도 함께 늘어나 노화가 촉진된다.

소식이란 단순히 음식 양의 많고 적음이 아니라 칼로리 섭취의 제

한을 의미한다.

야채처럼 칼로리가 거의 없는 식품은 배불리 많이 먹어도 되지만, 육포나 베이컨처럼 양에 비해 칼로리가 높은 음식은 적게 먹어도 해로울 수 있다.

이처럼 활성산소의 발생을 줄이는 생활습관도 중요하지만, 우리가 먹는 식품들 중에는 활성산소를 줄여주는 항산화 성분의 식품들이 있다.

그 대표적인 것으로는 다양한 색깔의 야채와 과일을 들 수 있다. 화려한 색상의 과일과 야채에는 여러 가지 항산화 색소와 비타민, 미네랄이 풍부하게 들어있다. 색깔별로 항산화물질이 많이 들어있는 식품을 소개하면 다음과 같다.

- 빨강색 : 딸기, 토마토, 사과, 고추, 파프리카 등
- 주황색 : 당근, 오렌지, 귤 등
- 노란색 : 바나나, 콩, 콩나물 등
- 초록색 : 시금치, 녹차, 열무, 풋고추, 브로콜리 등
- 흰색 : 양파, 마늘, 무 등

특히 레드와인(적포도주)에는 강력한 항산화제가 많이 포함되어

있으므로 동맥경화를 예방하고 노화를 방지하는 효과가 있다. 또한 혈관을 확장시키는 작용이 있어 발기에 도움을 준다. 연인과의 하룻밤이나 신혼 첫날밤에 레드와인으로 분위기를 잡는 것은 로맨틱한 무드를 위해서 뿐만은 아니다. 그리고 하루에 레드와인을 1~2잔 마시는 것은 심혈관 질환을 예방하고 노화를 방지하는 좋은 방법이라고 한다.

이제, 지금까지의 지식을 총동원하여 노화를 방지하고 건강해지는 밥상을 한 번 차려보자. 아마 짐작하겠지만, 항산화 건강법에 입각해서 식단을 차려보면 우리 할아버지, 할머니들이 차려주던 밥상과 비슷하게 될 것이다.

밥은 흰쌀보다는 철에 따라 보리밥, 콩밥, 현미밥, 오곡밥, 오곡잡곡밥이 좋다. 보글보글 두부된장찌개나 시래기국, 배추김치, 물김치, 백김치, 열무김치에, 밑반찬으로는 고춧잎이나 고추, 콩잎, 마늘 몇 쪽을 쌈장에 찍어 먹는다.

고기보다는 제철에 잡히는 각종 생선과, 냉이나 쑥, 씀바귀, 미나리, 두릅, 근대, 호박나물, 도라지, 고들빼기 등 헤아릴 수 없이 많은 맛깔스런 나물반찬, 기름에 튀기기보다는 살짝 데치거나 찐 요리들, 눌러서 짠 들기름이나 참기름으로 부친 부침개를 먹는다.

식사 후 디저트로는 커피나 케익 한 조각이 아니라 구수한 숭늉

한 사발을 마신다. 여유가 되면 강정이나 각종 한과를 먹도록 한다.

짜고 맵고 배터지게 먹는 점만 고친다면 싱싱한 각종 항산화 영양소가 듬뿍 들어있는 것이 바로 우리의 전통음식들이다. 한 상 기름지게 육류로 가득 차린 푸짐한 음식이 아니라, 정갈하고 조촐하게 차린 우리의 옛 음식이야말로 우리가 지켜야 할 최고의 건강식이다.

이처럼 식품으로 항산화 성분을 섭취하는 것이 가장 좋으나, 나이가 들수록 활성산소의 양이 증가하기 때문에 식품만으로 활성산소를 제거하는 데는 한계가 있다. 그래서 먹기 쉬운 정제로 된 항산화 제품을 이용하기도 한다. 이때는 항산화력이 강한 아스타잔틴(astaxanthin), 코엔자임 Q10, 라이코펜, 비타민C, 비타민E, 베타카로틴, 셀레늄, 아연 등의 성분이 포함된 항산화제를 선택하도록 하자.

흔히 비타민과 미네랄에 항산화 기능이 있기 때문에 종합비타민을 복용하면 충분한 줄 알고 있지만, 이는 잘못된 생각이다. 종합비타민제에는 비타민 결핍 증상을 피할 수 있는 최소한의 권장용량이 들어있을 뿐이다. 활성산소를 제거하기 위해서는 그보다 2~10배 정도 고용량이 포함되어 있는 항산화 제품을 선택해야 한다.

제5장
머리가
즐거우면
몸도 행복해진다

건강해지려면 마음부터 다스리자

미국의 처세술 전문가 데일 카네기가 쓴 『인생론』을 보면 위궤양에 걸린 어느 부호의 이야기가 나온다.

심한 위궤양으로 오랫동안 고통을 받으며 병원치료, 식이요법 등 가능한 모든 수단을 쓰다가 결국 효과를 보지 못하고 삶에 지쳐버린 남자가 있었다.

그는 살기를 포기하고 죽기 전에 호화여객선을 타고 세계여행을 즐기기로 결심했다. 그래서 자신의 시체를 담을 관을 호화여객선에 싣고 선장에게 여행 중 자기는 죽을 거니까 자기가 죽거든 시신을 관에 넣어 본국의 가족들에게 보내달라고 당부했다.

그리고 그는 홀연히 세계일주 여행을 떠난다. 얼마 못 가서 죽을 몸, 그것을 당연한 일로 받아들이니 무엇 하나 두려운 것이 없다. 마음이 편안해졌고 그의 정신은 이미 사선을 넘어서고 있었다.

그는 의사들이 먹지 말라는 음식과 술 등을 먹고 마시며, 꼭 먹어야 된다는 오트밀 따위는 쳐다보지도 않았다. 여객선에 동승한 사람들과 댄스파티에도 나가고 온갖 오락행사에도 어울렸다.

그랬더니 여객선이 몇 달 후 미국으로 향했을 때는 그의 위궤양은 깨끗이 사라져 있었다.

이 이야기는 물론 실화이며, 위궤양이 '심인성 질환', 즉 마음에서 오는 병이라는 학설을 뒷받침하고 있다.

복잡한 현대 사회를 살아가는 우리는 정도의 차이는 있겠지만 어느 정도는 정신적인 이상 증상을 가지고 살아간다. 이는 피할 수 없는 스트레스와 혼란스런 마음상태 때문인데, 마음에서 비롯되는 질환들을 통틀어 심인성 질환이라 부른다.

스트레스가 만병의 근원이라는 것은 현대인들이라면 누구나 알고 있는 사실이다. 스트레스에 의해 자극을 받으면 우리의 마음은 분노, 불쾌, 적대감, 슬픔, 절망, 좌절, 증오 등의 부정적인 감정을 느끼게 된다. 평소 같으면 그냥 넘어갔을 사소한 일에도 예민하게 반응하며 마음속에 병을 쌓아가는 것이다.

이 스트레스를 분출시키지 못하고 쌓아두게 되면 교감신경이 긴장되어 흥분상태에 빠져들게 되고, 우리의 정신과 몸은 중심을 잃게 되어 병에 걸리는 것이다. "모든 병은 마음에서 비롯된다."는 것과 같은 맥락이다.

심인성 질환이라 지정된 질병들은 참으로 많다. 자율신경 실조증, 고혈압, 소화성 궤양, 궤양성 대장염, 갑상선기능 항진증, 편두통, 운동 이상, 기관지 천식, 신경성 피부염, 만성 류마티스관절염 등이 이에 속한다.

요즘에는 한창 원기왕성 해야 할 20~30대 남성들이 심인성 발기 부전으로 고민하는 경우도 많은데, 이 역시 스트레스나 정신적인 불안감 때문에 발생한다.

이 심인성 질환들은 마음으로부터 오는 질환이기에 우선 마음을 다스려 심신을 원래의 편안하고 안락한 상태로 되돌려야 한다. 맑고 깨끗한 잠재의식 속에서는 모든 신경의 긴장이 풀려 편안한 자연의 상태로 돌아가게 된다. 그래서 자율신경을 지배하고 있는 시상하부의 긴장도 모두 풀려 본래의 기능을 되찾게 됨으로써 질병도 저절로 나아진다.

심인성 질환으로 인한 외과적인 증상에는 약을 써야 하겠지만, 마음을 다스리지 못하면 다시, 또 다시 재발하는 악순환이 계속된다. 따라서 심인성 질환을 고치기 위해서는 '마음 다스리기'를 최우선에 놓아야 한다.

우리가 건강해질 수 있는 원리는 참으로 단순하고 명쾌하다. 몸과 마음을 자연 그대로의 상태, 우리가 엄마 뱃속에서 막 태어날 때의 상태로 돌려놓으면 된다.

자연을 거스르는 생활습관에 익숙해지다 보면 몸도 마음도 자연과 점점 멀어지게 된다. 그러면 인체의 자생적인 회복능력이 쇠퇴하여 여러 가지 질병이 생긴다. 이때 몸과 마음을 다스려 자연치유력을 회복시키면 현대 의학으로도 해결되지 않는 질환이 부작용이나 고통 없이 자연스럽게 사라진다.

그러나 말은 쉽지만 몸과 마음을 자연 상태로 돌려놓는다는 것이 쉬운 일은 아니다. 특히나 복잡한 현대 사회를 살아가는 우리로서는 모든 것을 버리고 자연으로 돌아가지 않는 이상 불가능하다고 할 수 있다.

그렇다면 방법은 없는 것일까?

방법은 있다. 마음을 다스려서 정신적인 안정을 찾는 것이다.

어렵고 멀기만 해 보이는 그 길을 이제부터 함께 찾아가 보기로 하자.

늙지도 젊지도 않은 나이, 50대

전북 정읍에 사는 50대의 여성 K씨가 이런 하소연을 한 적이
있다.

"저는 남편도 없는 홀몸인데 저한테 차를 마시자거나 점심을 같이
하자고 접근해오는 남자들이 한 사람도 없습니다."

반쯤은 분노에 차 이야기하는 그 여성의 모습에서 중년 여성의 비
애가 느껴졌다.

중년의 여성은 폐경기에 가깝거나 폐경기를 넘어선 나이로, 애지
중지 키우던 자식들도 짝을 찾아 집을 떠나는 외로운 시기이다. 그나
마 남편이라도 있고, 부부금실이라도 좋으면 견딜 만하다. 하지만 남
편이 남보다도 못한 처지이거나, 홀몸이 된 여성이라면 그 외로움을

어찌할 도리가 없다.

더욱이 평균수명이 증가하고 노화가 더디어지는 현대에는 50세가 넘어서도 30대 같은 젊음과 건강을 유지하는 여성들이 점차 늘어가고 있다. 적어도 본인은 그렇게 느끼지만 남들은 그렇게 봐주지 않는다. 그래서 더욱더 소외감에 사로잡힌 여성들은 과소비나 타락으로 치닫거나, 우울증이나 신경성 질환에 시달리게 된다.

이는 여성들에게만 해당되는 문제는 아니다. 우리나라 50대의 남성들 역시 위기감을 느끼기는 마찬가지이다. 중년도 노년도 아닌 나이, 회사에서는 명예퇴직으로 밀려날 위기에 처해있지만 평균수명이 늘었기에 앞으로 살아갈 날은 많다. 회사에서 밀려나면 무엇을 해야 할지 막막하고, 다시 무슨 일인가를 시작하기에는 너무 많은 나이이다. 그러다 보니 차라리 옛날처럼 60세가 넘으면 죽는 것이 자연스럽다는 생각까지 하게 된다.

노령화 인구가 많아지면서 노년의 건강, 특히 노년의 정신건강은 심각한 사회적인 문제가 되고 있다. 사람이란 일을 하고 사랑을 하면서 삶의 즐거움을 느껴야 몸도 마음도 건강해지는 것인데, 50~60대의 노년층은 이도 저도 아닌 어중간한 나이이기 때문이다.

이런 사람들을 위해 건강한 삶을 누리기 위한 방법 몇 가지를 제시하고 싶다.

인생은 혼자 가야할 길이다

남자든 여자든, 늙든 젊든, 부부지간이건 부모자식 간이건, 인간은 모두 혼자이다. 그러기에 삶도 죽음도 혼자 맞이하는 것이며, 내 앞에 놓인 삶이라는 '작품'도 자기 혼자 만드는 것이다.

그러므로 누군가에게 의존하며 그것에서 삶의 의미를 찾으려는 생각은 버리자. 의존하고 기대려는 심리는 의존하고자 하는 사람뿐만 아니라 그 대상까지도 힘들게 만든다. 일찍이 부처님이 설파했던 이 말을 가슴 깊이 새기며 홀로 가는 길을 받아들이자.

"탐내지 말고, 속이지 말며, 갈망하지 말고, 남의 덕을 가리지 말고, 혼탁과 미혹을 버리고 세상의 온갖 애착에서 벗어나 무소의 뿔처럼 혼자서 가라."

건강은 세상에서 가장 소중한 자산이다

건강을 잃으면 가족도 잃게 된다. "긴 병에 효자 없다."라는 말은 괜히 나온 말이 아니다. 처음 얼마간은 병에 걸린 사람을 동정하며 사랑으로 감싸던 가족들도 병이 길어지다 보면 마음까지 멀어지는 것이 인지상정이다.

나이가 들수록 신체의 건강과 함께 정신 건강에도 주의를 기울여야 한다. 심인성 질환뿐만 아니라 노인성 치매까지도 중년층을 겨냥하며 호시탐탐 기회를 노리고 있기 때문이다. 정신력과 신체를 동시에 강화하는 데는 운동만한 것이 없다. 효과 좋다고 소문 난 신경안정제보다도 평소의 꾸준한 운동이 심신을 안정시키는 데는 더욱 좋은 명약이다.

운동을 할 때는 과격하고 단시간에 끝나는 운동보다는 시간을 들여 지속할 수 있는 운동을 매일 30분~1시간 정도씩 꾸준히 하는 것이 좋다. 걷기나 등산, 수영 등이 권장할만한 운동이다. 특히 자연의 기운을 모두 흡수할 수 있는 숲 속 산책은 몸과 마음의 건강을 되찾아주는 최고의 운동이라 할 수 있다.

'머리조깅' 을 한다

몇 년 전 작고한 홍문화 약학박사는 나이 든 사람일수록 '머리조깅' 을 해야 한다고 권했다. 머리조깅이란 책을 읽거나 연구를 하거나 머리를 쓰는 일을 많이 하는 것을 뜻한다.

나이가 들면 뇌세포가 줄어들어 머리가 나빠진다고 생각하기 쉽지만, 진실은 그렇지 않다. 인간의 뇌세포는 약 160억 개로 평생 써도 다 못쓸 정도로 많다. 게다가 머리조깅을 통하여 뇌세포의 신경을 단련해주면 죽었던 뇌세포가 재생되기도 한다. 유산소 운동으로도 뇌세포가 재생할 수 있다고 하니, 포기하기엔 아직 이르다.

머리를 많이 쓰고, 젊은 생각을 많이 하고, 유산소 운동으로 체력을 단련하자. 건강한 몸에 건강한 정신이 깃들고, 건강한 정신은 다시 몸을 건강하게 만들어 준다.

성의 자극을 회피하지 않는다

나이 든 사람이 성을 탐닉하게 되면, "다 늙은 사람이 무슨 그런 짓을⋯⋯." 하며 눈총을 받기 십상이다. 하지만 그런 시선 때문에 포기하고 살기에는 성이 주는 혜택이 너무도 많다. 이성의 관심을 받으면 엔돌핀이 분비되어 긍정적이고 활기찬 기분에 사로잡히게 되고 이는 곧 육체의 건강으로 연결된다.

또한 나이 들어서도 성호르몬 분비가 활발한 사람은 노화의 속도가 느려진다는 이론도 있다. 호르몬 이론이 바로 그것인데, 특히 아직 자연적인 분비기능이 남아있는 50세 전후의 사람이라면 자연 호르몬요법을 권한다. 여기에는 운동, 식이요법, 수면 등이 있다. 운동은 당연히 유산소 운동이 좋고, 수면은 일찍 자고 일찍 일어나는 게 좋다. 먹는 것은 좋다는 것이 여러 가지 있지만, 기본은 균형 있게, 골고루, 소식하는 것이 정답이다.

그러나 이 모든 것보다도 가장 중요한 것은 젊게 살겠다는 마음가짐이다. 마음이 바라는 것을 충족시켜주면 몸도 이에 반응하여 건강을 유지하기 위해 최선을 다한다. 남에게 피해가 안 가는 정도라면 성에 대한 애정도 지속시키도록 하자. 몸과 마음의 병을 치료하는 데 사랑만큼 좋은 묘약도 없기 때문이다.

스트레스를 사랑하라

현재 엄청난 스트레스를 받고 있는 고2 여학생입니다.

학업뿐만 아니라 가족관계 등 여러 가지로 스트레스를 많이 받고 있어 우울한 상태까지 왔습니다. 아무것도 하기 싫고, 말하기도 움직이기도 싫은 무기력한 증상이 반복되고 있습니다.

학교에서는 활발한 학생으로 잘 지내지만, 집에만 오면 성격이 날카로워져 부모님과의 마찰횟수도 점점 늘어가고 있습니다. 사소한 일에 스트레스를 받거나, 싫어하는 일이 생기면 호흡곤란과 어지러움이 느껴집니다. (17세, 학생)

직장 상사 중에 나를 괴롭히는 사람이 있습니다.

개인적인 일을 근무 중에 시키기도 하고, 그것도 명령조로 시키고, 안 하면 인사에 지장이 있다는 식으로 은근한 협박도 일삼습니다.

　스트레스 받아서 미치겠습니다. 전부터 위장이 안 좋았는데 이제 아예 위궤양이 되었다는 병원진단도 받았습니다. 직장을 그만둘 수도 없고, 방법이 없을까요? (29세, 직장인)

　지금 스트레스가 너무 쌓여 미쳐 돌아버리겠습니다.

　동서와의 관계 때문에 자꾸 짜증이 쌓여요. 시어머니는 손아래 동서만 챙겨주고, 같은 일을 해도 손아래 동서는 칭찬만 하면서 저한테는 잔소리만 일삼고, 윗동서가 다 돌보아야 한다는 말만 하고……이런 사정을 다 아는 남편도 "어머니가 얼마나 사시겠냐? 당신이 참아라."는 말만 하고…….

　참고 사는 방법밖에 없겠지만 요즘 들어 제가 점점 이상해져요.

　자꾸 뭔가를 깨부수고 싶고, 호흡도 평소랑 다르게 되고 스트레스 쌓인 일 생각만 하면 눈물도 나고……원래 인내심이 있어 화를 좀 자제하는 편인데 이제 그런 것도 안 되네요. (40세, 주부)

　위의 사례들은 현대인들이라면 누구나 공감할 수 있는 이야기들이다.

　경쟁사회, 핵가족화 된 사회, 복잡한 관계들이 얽혀있는 현대 사회를 사는 사람들은 매일, 매순간 스트레스에 시달리고 있다.

　스트레스로 인한 정신적인 증상은 크게 불안, 분노, 우울로 나타나며, 육체적인 증상은 가볍게는 근육 긴장, 호흡 곤란, 두통, 생리불순, 면역력 저하 등 가벼운 증상에서 시작되어, 심해지면 뇌졸중, 협심증, 사망에까지 이를 수 있다.

이렇게 스트레스가 정신적, 육체적으로 건강에 영향을 미치는 것은 스트레스 그 자체 때문이라고 보통 사람들은 생각한다. 그러나 스트레스성 질환들은 스트레스 그 자체보다는 그에 대한 각자의 반응 때문이라는 것을 알고 있는 사람은 드물다.

대부분의 사람들은 스트레스를 심하게 받고 있다고 생각할 때, 그 원인이 모두 자기가 아닌 남 때문이거나 외적인 요인들 때문이라고 생각한다.

"날씨 때문에 짜증나 죽겠어."

"우리 직장은 왜 이 모양이야?"

"남편이랑 자식들이 속을 썩여 마음 편할 날이 없어."

항상, '때문에, 때문에'를 입에 달고 다니며 그 사람이나 상황만 없어지면 모든 것이 해결될 것이라고 생각한다.

일단 진정하고 자신의 마음을 잘 들여다보자. 자신을 괴롭히는 상황들을 생각하고 그것에 대한 자신의 마음을 바라보자. 그러면 알게 될 것이다. 스트레스의 대부분은 사실 자기 스스로 만들어내고 있다는 것을……

비관적인 생각, 자기 비하, 비현실적인 기대, 독선적인 소유, 전부가 아니면 아무것도 아니라는 생각, 과장되고 경직된 사고방식 등등……스스로를 끊임없이 괴롭히는 부정적인 생각들이 충분히 극복할 수 있는 상황을 도저히 해결 못할 상황이라 몰아붙이는 것은 아닌지?

물론 산속에서 도를 닦는 도인이 아닌 다음에야 마음 다스리고 긍정적인 생각만 하는 것이 쉽지는 않다. 그렇다면 이런 방법은 어떨까?

L씨는 30대의 직장인이다. 그는 소심하고 스트레스를 잘 받는 성격이다. 스트레스를 어떻게 피할까 고민하던 중에 그는 한 가지 아이디어를 떠올렸다.

머릿속에 스트레스가 잔뜩 쌓여있을 때면 A4 용지 한 장을 펼쳐놓고 한 줄에 한 가지씩 현재 자신에게 스트레스가 되는 일들을 적어내려갔다.

그리고는 각 항목들 옆에 다른 색깔의 펜으로 표시를 했다. 자신의 행동이나 생각을 바꾸어서 해결될 수 있는 일에는 O표, 자신의 힘으로는 도저히 해결될 수 없는 일에는 X표를 하는 것이다. O표를 한 항목 옆에는 몇 시까지 해결하겠다는 마감 시간을 적어놓고, X표를 한 항목 옆에는 '고민하는 건 시간 낭비'라고 적어두었다.

L씨는 스트레스로 우울해질 때면 이 종이를 꺼내든다. 그리고 해결할 수 있는 문제는 적극적으로 해결하고, 해결할 수 없는 문제는

긍정적으로 받아들이도록 노력하기 시작했다. 그러자 스트레스를 주는 문제들이 실제로는 그렇게 많지 않으며, 충분히 해결 가능하다는 것을 알게 되었다.

스트레스에 짓눌려 이러지도 저러지도 못하고 안절부절 하는 사람들은 자신을 들여다볼 여유를 갖지 못한다. 그럴 때는 L씨처럼 자신만의 방법을 개발하여 이용하는 것도 좋다.

스트레스로부터 자유로워지기 위해서는 스트레스를 때려 부수려고만 하지 말고, 조용히 앉아 자신의 마음을 들여다보자. 그리고 스트레스가 자신에게 무엇을 말해주려 하는지 귀를 기울이자. 스트레스는 자신의 마음이 병들어 있다는 것을 말해주는 마음의 질병인 것이다.

그러므로 스트레스를 너무 미워하지 말고, 받아들이고 다스리고 사랑하며 더불어 함께 살아가는 지혜를 발휘하자.

덧붙여 신경성 질환에 효과적인 식품을 소개하자면, 자라, 칼슘, 해조류, 현미와 자연식, 녹즙 등이 도움이 된다. 식생활과 함께 마음 상태를 개선하려 노력하다 보면 스트레스도 점차 평정을 찾아갈 것이다.

외로움을 이기는 묘약

1985년 8월, 세계의 매스컴은 앞다투어 다음과 같은 기사를 보도했다.

젊은 시절, 프랑스 파리 최고 인기 모델이었던 피숑 여사는 64세가 된 1984년 9월 23일에 굶어서 죽기로 결심, 11월 6일까지 45일간 물만 마시면서 단식하다 죽었다. 죽은 지 10개월이 지난 1985년 8월 23일에 미라가 된 그녀의 시체가 발견되었다. 모든 주변사람들과 단절된 생활을 해온 그녀였기에 아무도 그 죽음을 몰랐던 것이다.

그녀는 45일간의 비극을 일기로 남겼다. 그녀는 죽기 얼마 전 텔레비전 토론에 출연한 적이 있는데, 아파트에 들어섰을 때, "여보 돌아왔소?"라는 말을 들을 수 없는 것이 가장 괴로운 일이라고 말했다.

그녀는 두 번 결혼하고 두 번 이혼한 후 혼자 살았다. 그녀는 '죽음의 일기'에서 "외로움은 죽음보다 두렵다."고 했고, 결국 그 외로움을 굶어죽음으로써 끝냈다.

그녀에게 죽음보다 더 괴로웠던 것은 처절한 외로움이었다. 그러나 그 외로움은 그녀 스스로 선택한 것이다. 모든 사람, 모든 이웃과의 애정 어린 관계를 끊고 죽음과도 같은 외로움 속으로 스스로 들어갔던 것이다.

어쩌면 현대 사회를 사는 우리들은 많든 적든 이 여인처럼 스스로 외로움을 자초하고 있는 것은 아닐까? 피숑 여사의 자살은 모래알처럼 서로 고립된 채 살아가며 더욱더 외로워지는 현대 사회의 병리적인 현상을 극적으로 보여준다.

어느 노시인이 낙향하면서 주변 사람들에게 이런 말을 남겼다고 한다.

"자네들, 내가 죽었다고 하거들랑 외로워서 죽은 줄 알게."

돈 없고 권력도 없는 노인에게는 아무도 가까이 하려 들지 않을 것이기 때문에, 이 늙은 시인은 자신이 외로워질 것이라는 걸 예상했다. 그리고 그 외로움은 자신의 영혼과 육체를 여지없이 무너뜨릴 것이라는 것도 알고 있었다. 실제로 그 시인은 얼마 안 가서 작고했다.

이와 비슷한 일들이 우리 주변에서도 일어나고 있다.

정년퇴직한 사람들은 퇴직 후 2~3년 이내에 병들어 죽는 일이 많다. 평균수명은 갈수록 늘어가는데 퇴직 연령은 늦춰지지 않고 있다. 풍부한 경험과 노련한 전문기술을 가지고 있음에도 불구하고, 사회에서 자신을 필요로 하는 곳이 없다는 소외감이 그들에게 몸과 마음의 질환을 안겨주는 것이다. 그렇지만 젊은 사람들의 취업난을 생각한다면 한 자리라도 더 취직자리가 있어야 하기에 퇴직 연령을 늦출수도 없으니, 사회적으로도 큰 문제가 아닐 수 없다.

노년에 배우자를 잃은 남자는 대개 1년 이내에 죽는다는 통계도 나와 있다. 부부란 중년기 이후로는 끓어오르는 열정은 없어도 친구로서, 인생의 반려자로서 살아간다. 이런 반려자를 잃으면 몸과 마음의 반쪽을 상실한 듯한 외로움에 빠지게 되고, 그 외로움은 질병에 대한 저항력을 잃게 한다. 그래서 쉽게 병들고 죽음도 빨리 맞이하게된다. 결국 외로움이 인간을 병들게 하고 죽게 만드는 것이다.

현대인들이 외로워지게 된 원인으로는 핵가족화가 한몫하고 있다. 부부와 그 자식만으로 구성된 핵가족은 다른 인척이나 친구, 이웃으로부터 분리되어 자신만의 성을 구축한다. 그러다보니 타인의 이익을 위해 자신의 이익을 양보하는 일은 죽어도 하지 않으려 한다. 자신이 손해 본다는 생각 때문이다.

이처럼 배타적이고 이기적인 생활환경은 자신을 사랑하는 사람까지도 두려워하며 밀어내는 현대인의 정신적인 특성을 형성한다. 그리하여 모든 개인을 고갈시키고 질식시킨다. 많은 현대인들이 심인성 질환을 앓고 있는 것은 이 때문이다.

심인성 질환에는 스트레스가 큰 몫을 하고 있지만, 이의 치유에는 사랑과 애정, 우정 등 인간 사이의 따뜻한 감정교류가 필요하다. 외로움은 바로 스트레스로 연결되기 때문이다.

사랑은 불가사의한 힘을 지니고 있어서 자신을 변하게 함은 물론이고, 다른 사람의 삶의 지침을 돌려놓기도 한다. 사랑과 봉사와 희생은 그 누구보다도 자신을 행복하게 만들고, 자신을 위로하며, 자신을 치유해준다. 사랑이 없으면 아무리 물질적 풍요로움을 누려도 인간의 삶은 삭막해지고 만다.

남을 돕는 일은 남에게 유익할 뿐 아니라 자신에게도 행복과 건강을 주는 것임을 깨달아야 한다. 그래야 몸도 마음도 건강해질 수 있으며, 나이가 많든 적든 풍요로운 인생을 누릴 수 있는 것이다.

걸을수록 행복해지는 뇌

최근 '세로토닌' 이라는 말을 참 많이 듣게 된다.

세로토닌에 대한 책이 건강에 관심 있는 사람들의 이목을 집중시키는가 하면, 세로토닌 분비에 도움이 되는 신발도 나왔으며, '세로토닌 경영' 이라는 신조어까지 등장하고 있다. 혹자는 세로토닌이 '불안과 우울을 치유하는 행복 호르몬' 이라고 말하기도 한다.

이처럼 선풍적인 인기를 끌고 있는 세로토닌이란 무엇일까?

세로토닌은 뇌에 자리 잡고 있는 신경의 일종이다. 그러므로 세로토닌을 알기 위해서는 우리의 뇌부터 한 번 들여다보아야 한다.

인간의 뇌는 참으로 신비한 기관이다. 온몸의 구석구석을 다스리고 보살피는 것은 물론, 인간의 사고 및 감정을 통제하고 지휘하는 사령관과 같은 역할을 한다. 그 중에서도 뇌간은 내장이나 근육과 직접 연결되어 생명활동의 기본을 지탱할 뿐만 아니라, 뇌와 몸 전체의 활동수준을 조절한다. 이 뇌간의 중심에 세로토닌 신경이 있다.

세로토닌 신경은 여러 가지 외부의 스트레스에 전혀 반응하지 않는 특색이 있으며, 명상을 할 때와 같은 평온한 각성 상태를 만들어준다. 또한 자율신경에 영향을 주어 몸과 마음, 머리가 충분히 활동할 수 있는 최상의 상태를 유지하게 한다. 아침에 일어나면서부터 세로토닌 신경이 활성화되면 우리의 뇌는 상쾌한 각성 상태를 유지하고, 몸과 마음은 하루를 활동할 준비태세를 완벽히 갖추게 된다.

아침에 일어나기가 힘든 사람, 일어나서도 컨디션이 쉽게 회복되지 않는 사람, 과식이나 거식 등 섭식장애가 있는 사람, 가벼운 우울증 증세를 보이는 사람 등은 세로토닌 신경이 약해지지 않았나 의심해볼 필요가 있다.

반대로 세로토닌 신경이 활성화되면 아침에 일어나면서부터 심신이 원활하게 활동할 수 있는 준비상태가 갖추어진다. 또한 척추근육에 영향을 주어 자세가 반듯해지고, 얼굴은 생기가 돌며 팽팽해져 건강하고 아름다운 외관으로 상대에게 호감을 줄 수 있다.

세로토닌 신경은 세로토닌이라는 호르몬을 합성하는 역할을 한다. 세로토닌의 분비를 활성화 시키는데 좋은 것은 리듬을 타듯 자연스러운 운동과 일찍 일어나 햇빛을 많이 받는 것, 천천히 잘 씹어 식사하는 것이 가장 효과적이라는 것이다.

그러나 현대인들은 급속도로 변화되는 사회의 속도에 감염되어 '더 빨리, 더 멀리, 더 안락하게'를 추구함으로써 인체의 활동이 점점 감소하는 추세를 보이고 있다. 또한 건강에 좋은 자연식을 시간 들여 천천히 먹기보다는 입에 달콤하고 편리한 식생활을 선호하고 있으며, 밤낮이 뒤바뀐 생활로 햇빛을 보는 시간은 갈수록 줄어들고 있다. 이러한 생활패턴이 세로토닌 신경을 약화시켜 몸의 컨디션을 해치는 것은 물론, 비뚤어진 마음 상태를 불러일으키고 있는 것이다.

세로토닌의 분비를 원활하게 하기 위해서는 생활 전반 자체가 변화되어야 하겠지만, 당장의 변화가 어려운 사람들이라면 우선 걷기부터 추천하고 싶다. 걷기는 리듬운동의 대표적인 종목으로 세로토닌 분비를 활발하게 하여 뇌를 평온하고 상쾌한 각성상태로 유지시켜 준다.

걷기에는 여러 가지 방법들이 소개되고 있다. 척추를 꼿꼿이 세우고 장거리 걷기를 생활화하는 마사이족의 마사이 워킹, 올바른 호흡법으로 정확한 속도를 유지하며 몸 전체의 근육을 단련시키는 파워 워킹, 자연의 선물 피톤치드를 온 몸으로 흡수하는 에코힐링워킹, 햇빛과 리듬감이 주는 효과를 최적화하는 세로토닌 워킹 등이 그것이다. 이 모두를 압축하면, '햇빛과 자연 속에서, 빠른 속도와 호흡법으로 몸 전체의 근육을 리드미컬하게 움직이며 걷는 것'이라고 할 수 있다.

하지만 하루의 일과를 소화해내기도 바쁜 현대인들에게 자연을 찾아서, 일정한 시간을 내어서, 매일 꾸준히 정해진 시간에 걸으라고 한다면, "누가 몰라서 그러냐? 먹고 살기 힘드니까 여유가 안 나는 거지."라는 말이 돌아오기 쉽다.

그러나 바쁘기로 치면 남부럽지 않은 CEO들 중에서도 꾸준한 걷기 운동을 통해 건강을 유지하고 있는 사람이 점점 늘어가고 있다.

한 벤처기업의 사장인 K씨는 아침 6시에 일어나 1시간가량 집 주위를 걸은 후에 출근을 한다고 한다. 걷기 운동을 시작한 이후 식욕도 좋아지고 아침에 일어나는 것이 한결 상쾌해지는 효과를 보았다.

H정보통신업체의 사장 K씨 역시 체력관리를 위해 걷기를 선택했다. 따로 운동 시간을 내기 힘들었기 때문에 계단 오르기부터 실천했다. 하루에 만나는 모든 계단을 오르내리는 것으로 시작한 그는, 점차 자가용 대신 가까운 거리는 도보로 이동하였다. 더 나아가 걷는 시간을 사업상의 문제들에 대한 명상 시간으로 활용하자, 몸과 두뇌가 한결 가볍고 능률적으로 변하게 되었다고 한다.

우리나라의 대표적인 기업 H사의 전 회장 J씨는 평소 걸음걸이가 빨라 웬만한 여직원들은 따라잡을 수도 없었다고 하니, 그의 성공 비결 중 하나는 걷기에 있는 것이 아닌가 싶다.

걷기가 몸에 좋다는 것은 누구나 알고 있는 사실이다. 여기에 더

하여 정신 건강에도 걷기는 필수적인 요소라는 것을 기억하기 바란다. 걷기 운동은 누구나 생활 속에서 실천할 수 있으며, 특별한 장비가 필요한 것도 아니다. 오직 꾸준히 지속하는 인내심만이 필요할 뿐이다. 인내심을 발휘할 마음가짐이 되었다면, 본인의 건강 상태에 맞는 적절한 걷기 운동법을 택하도록 한다.

걷기의 기본자세

- 우선 상체를 똑바로 펴고 눈은 정면을 향하고 턱을 당긴다. 그 상태로 배를 힘껏 집어넣은 다음, 허벅지의 윗부분에서 다리를 앞으로 내밀며 골반을 좌우로 흔드는 느낌으로 리드미컬하게 걷는다.
- 보폭은 크게 하여 발뒤꿈치부터 발바닥 전체, 앞꿈치, 발가락 순으로 땅에 닿게 하며, 발끝으로 바닥을 쳐내는 동시에 몸을 앞으로 밀어내며 걷는다.
- 호흡은 '하, 하'라고 두 번에 나눠서 복근을 수축시켜 숨을 내쉬고, '수, 수'라고 두 번에 나눠서 숨을 들이키는 호흡법을 유지한다. 코로 숨 쉬는 것이 가장 좋지만, 힘들 경우에는 입을 이용해서라도 박자에 맞춰 숨을 쉬도록 한다.

기본자세를 익혔다면 처음에는 올바른 자세를 유지하며 가볍게 걷는 것에 집중하도록 하고, 익숙해지면 점차 속도와 운동량을 늘려 가도록 한다. 평상시 걷는 속도가 1km에 15분 정도였다면, 다음에는 1km에 12분, 10분의 순서로 점차 속도를 빠르게 하도록 계획을 세운다. 일주일에 3일 이상, 30분은 걸어야 효과가 있으므로, 일주일에 3일, 35분씩 걷는 것을 시작으로 하여, 점차 일주일에 4~5일씩 50분 이상 걷도록 한다. 익숙해지면 시속 5~6km 정도의 속도를 유지하며 걷는 것을 생활화하도록 하자.

이 단계에까지 이르게 된다면 몸과 마음 전체가 생동감에 넘치는 것을 체험하게 될 것이다. 또한 뇌의 건강도 활성화되는 효과를 거두게 된다. 인체의 하반신에는 뇌에 긍정적인 자극을 주는 근육들이 많이 분포되어 있다. 특히 발바닥 전체가 땅에 닿을 때 세로토닌 호르몬 분비는 더욱 왕성해진다. 세로토닌이 뇌를 최적의 상태로 만들어 몸과 마음을 건강하게 유지해준다는 것은 이미 살펴본 바이다.

행복해지고 싶다면 걷고 또 걷자. 자연 속에서 호흡을 깊게 하며 걷는다면 더 바랄 것이 없겠지만, 그것이 힘들다면 시간이 나는 대로 걷는 것을 생활화하자. 걸을수록 몸은 건강해지고 뇌도 따라서 행복해질 테니까. 더불어 스트레스와 무력감 등 현대인의 생활습관병도 함께 날아가게 될 것이다.

숲은 최고의 신경안정제

나무와 숲, 계곡이 있는 곳에서 걷다보면 몸과 마음이 평화롭고 행복해진다. 숲에서 풍기는 맑은 냄새를 마시고, 시원한 바람소리와 정겨운 새소리, 졸졸졸 흐르는 계곡물 소리를 듣다보면 마음 깊은 곳까지 상쾌해지는 것 같다.

한여름의 강한 햇빛은 우리를 지치게 만들고 피부에도 좋지 않은 영향을 준다. 그러나 숲 그늘에서의 간접적인 햇빛은 두뇌의 세로토닌을 분비시켜 심신을 활력 있게 만들어준다.

도시의 아파트를 만드는 주성분인 시멘트는 양이온의 덩어리다. 이 양이온은 인간을 흥분시키고 불안하게 만든다. 그러나 숲에는 음이온과 양이온이 조화를 이루고 있다. 그래서 숲에 들어가면 부교감신경이 자극되어 신체가 이완되고 마음은 안정을 찾게 된다.

사람들에게 도시의 사진과 숲의 사진을 보여주고 어떤 것이 더 마음에 안정을 주는지 실험해 보았다. 물론 결과는 후자였다. 인간에게는 자연으로 돌아가고 싶은 본능이 있고, 숲은 그 깊은 그리움을 채워주며 인간의 마음을 치유해준다.

그래서 등산이나 산림욕, 자연휴양림 등을 즐기는 사람들은 숲이 건강에 얼마나 도움을 주는지 알고 있다. 우리나라의 모든 장수촌이 숲이 풍성하고 자연이 그대로 살아 숨 쉬는 곳에 있는 것도 다 이유가 있어서이다.

물론 숲을 즐겨 찾는다고 해서 현대의 모든 난치병이 치료되는 것은 아니다. 그러나 도시의 오염에서 벗어나 숲에서 며칠만 지내더라도 우리의 몸은 면역력을 회복할 수 있고, 도시의 생활에서 비롯되는 생활습관병을 예방할 수 있다. 이처럼 고마운 숲의 치유효과에 가장 큰 역할을 차지하고 있는 것은 바로 피톤치드이다.

'피톤치드'라는 말은 몇 년 전부터 여기저기서 들려오기 시작했다. 특히 아토피나 알레르기성 피부를 가진 자녀가 있는 사람들은 "아토피에는 피톤치드가 좋대."라는 말을 한 번쯤은 들어보았을 것이다.

이를 반영하듯 피톤치드 이불, 피톤치드 벽지, 피톤치드 치약, 피톤치드 산림욕기 등 다양한 피톤치드 관련 제품들이 출시되었을 뿐

만 아니라, 산림욕 효과가 뛰어난 원시휴양림은 '피톤치드 명소' 라
는 이름을 얻기도 한다.

그렇다면 피톤치드란 대체 무엇일까?

피톤치드란 나무나 식물들이 해충이나 벌레로부터 자신을 보호하
기 위해 내뿜는 성분이다. 이 성분에는 항균 성분과 함께 사람에게
좋은 성분도 많이 들어있어서, 몸과 마음을 건강하게 유지시켜주는
작용을 한다.

피톤치드는 활엽수보다는 침엽수에서 많이 방출되는데, 그 대표
적인 나무가 소나무와 편백나무이다. 산이나 숲에서 피톤치드가 많
이 방출되는 시간은 오전 10시~오후 2시 사이이므로, 이 시간에 숲
속에서 산책하면 그 효과가 더욱 크다고 알려져 있다.

피톤치드가 우리 몸에 작용하는 좋은 영향은 다음과 같다.

피톤치드의 역할

- 마음을 안정시키고 말초신경을 강화하며, 심장기능을 좋게 하
  고 기관지, 폐를 단련시키며 피부까지 소독해준다.
- 피톤치드의 살균 효과는 숲의 공기를 맑게 해줄 뿐만 아니라,
  그 속을 거니는 사람들의 혈액에도 작용하여 몸의 나쁜 균을 살
  균해준다.
- 나무로 집안을 장식하면 나쁜 벌레의 침투를 막아주어 방충역

할을 해준다. 아토피의 주원인인 집먼지진드기의 번식을 막아 아토피 질환을 앓는 아이들에게 가장 효과적인 예방과 치료를 선사한다.

숲이 내뿜는 피톤치드의 강력한 치유력은 인체에 좋은 영향을 끼치지만, 숲이 우리에게 주는 선물은 이것만이 아니다.

인간은 자연 속에서 자유를 느낀다. 일상적으로 꽉 짜인 틀에서 벗어나 자연의 품으로 돌아가면, 마치 어머니의 품에 안긴 듯한 평온과 안정이 찾아온다. 심리적으로 마음이 진정되면서 우울증과 각종 스트레스에서 벗어날 수 있다. 숲은 최고의 천연 신경안정제이다.

요즘은 몸의 건강뿐만 아니라 정신의 건강이 장수의 척도가 되는 시대이다. 그래서 산림치유가 정신질환에 미치는 영향이 어떠한가를 알아보기 위해 우울증 환자들을 대상으로 실험을 해보았다.

숲에서 지내는 산림치유를 3회에 걸쳐 15명을 대상으로 시행한 결과, 참가자들의 우울증 정도가 참가 전보다 훨씬 낮아졌다. 동시에 자아존중감도 얻게 되어 삶의 질이 눈에 띄게 높아졌다. 숲에서의 생활로 도시생활이 유발하는 불안감이 없어지고 자아존중의 행복감으로 변이했음을 확인시켜 주는 예이다. 이처럼 산림욕은 뇌의 행복감을 더해주어 인체를 전인적으로 건강하게 해주는 최첨단 보조요법임이 실증되었다.

이에 따라 산림청에서는 자연휴양림 내에 '치유의 숲' 이라는 차별화된 공간을 조성하고 있다. 국민들이 마음껏 산림치유를 받을 수 있는 공간을 마련하기 위해서이다. 산림치유란 피톤치드, 음이온, 경관, 소리 등 숲이 가지고 있는 다양한 자연요소를 활용하여 인체의 면역력을 높이고 질병을 치유하는 방법을 말한다.

가능하면 치유의 숲을 찾아가 몸과 마음을 정화한다면 가장 좋겠지만, 바쁜 생활 때문에 시간을 내기가 힘든 사람이라면 가까운 등산코스나 산책로를 정하여 무리하지 않을 정도의 산림욕을 생활화 하도록 하자. 잠시 잠깐이라도 자연과 접하는 생활습관을 갖도록 노력하다 보면 우리가 본래 가지고 있는 몸과 마음의 건강을 되찾게 될 것이다.

Tip 힐리언스 선마을

어딘가 스트레스를 풀 곳은 필요한데, 어디로 가야할 지 모르는 사람들에게 권하고 싶은 곳이 있다. 바로 '힐리언스 선마을'이다. 힐리언스 선마을은 도시를 벗어나 자연과 함께하는 몸과 마음의 건강을 위하여 강원도 홍천군에 건립된 마을이다.

힐리언스에서는 현대인의 평균수명이 크게 늘어나면서 질병의 치유보다는 예방을 위해 다양한 프로그램을 실행하고 있다. 이 힐리언스 프로그램들 중 자신에게 맞는 것으로 골라 따라하다 보면 전 국민이 9988234의 삶을 누릴 수 있게 될 것이다.

9988234란 99세까지 팔팔하게 살다가 2~3일 앓고는 4일째 죽는 건강한 삶을 줄인 말로, 힐리언스 선마을이 추구하는 목적이기도 하다.

전 세계의 장수촌이 250고지의 비탈길에 있다는 사실에 착안하여 250고지 홍천에 세워진 선마을은 깊은 산 속에 자리 잡고 있다. 이는 나무에서 나오는 피톤치드의 치유효과를 극대화하고, 나무가 우거진 숲 속에서 자신을 돌아보는 시간을 갖게 하기 위해서이다.

선마을에는 TV는 물론, 냉장고나 핸드폰도 없다. 도시의 모든 생활습관에서 벗어나 두뇌를 세로토닌 모드로 바꾸기 위해서이다. 숲 속을 조용히 산책하며 생활하다 보면 흥분하기 쉬운 뇌를 진정시킬 수 있다.

선마을에서는 명상을 통해 자연을 느끼고, 자연 속에서 나를 만나고, 자연과 하나 되는 시간을 가질 수 있다. 맑은 우주의 기운과 정신을 온몸의 세포 하나에까지 스며들게 마시면서 도심에서 오염된 물질들을 배설할 수 있다. 현대인들에게 가장 필요한 자연 속에서의 명상과 운동을 제공하는 곳이 바로 선마을이다.

두뇌가 좋아하는 식품들

70세가 넘은 노인들에게 가장 두려운 것이 무엇이냐고 물으면 십중팔구는 이런 대답이 나온다.

"언젠가는 죽을 거, 깨끗하게 죽어야지. 풍 맞아 반신불수가 되는 것도 겁나지만, 제일 겁나는 건 치매야. 죽을 때 죽더라도 정신은 놓지 말아야지."

오래 살고 싶은 욕망은 인간이라면 누구나 가지고 있다. 그러나 언젠가는 죽어야 한다면 마지막 가는 길만이라도 깔끔하게 떠나고 싶은 것이 사람의 마음이다. 특히 노령화 시대에 접어들면서 치매 인구가 점점 증가하고 있는 현재, 치매만큼은 피하고 싶은 것이 노인들의 마음이다.

알츠하이머 질환의 일종으로 알려진 치매는 노인들은 물론, 곧 노년에 접어들 중년들에게도 두려운 질환으로 다가오고 있다. 미국의 40대 대통령 레이건도 알츠하이머에 걸려 10년의 투병 끝에 사망한 예가 있다.

우리는 건강하게 오래 살면서 생을 즐겨야 한다. 나이 들어 치매나 병에 걸리면 자신은 물론 가족에게도 장수라는 것이 부담이 되고 만다. 이를 걱정하는 사람들이라면 식탁에 등푸른생선을 자주 올려놓도록 하자. 등푸른생선에 들어있는 DHA는 치매 예방에 탁월한 효과를 보이기 때문이다. DHA는 체내에서 충분히 합성되지 않는 불포화 지방산으로 음식물을 통하여 섭취해야 한다.

DHA의 효능은 다음과 같다.

학습능력을 향상시킨다

만약 동일한 학습을 할 때 DHA를 섭취한다면 DHA 분자 구조의 유연성 때문에 뇌세포가 부드러워지고 활성화되어서 정보 전달이 더 쉽게 된다는 데 근거를 두고 있다. 이러한 특성 때문에 DHA를 섭취한다면 머리가 좋아진다는 것이다.

혈중의 콜레스테롤을 낮춘다

따라서 동맥경화증 등의 심혈관계 질환을 예방한다.

뇌세포에 영양을 공급한다

DHA는 두뇌의 구성성분 중 하나이므로, 뇌세포에 충분한 영양을 공급해주고 두뇌의 혈행을 개선하여 알츠하이머 질환을 예방 또는 개선시킨다.

이처럼 두뇌와 혈관계에 좋은 영향을 끼치는 DHA의 효능이 알려지면서 DHA 성분을 넣은 우유나 요구르트, 치즈 등의 식품이 쏟아져 나오고 있다. DHA가 듬뿍 함유된 영양제들은 자녀들의 머리를 좋게 하거나 노인성 치매를 예방하고 싶은 사람들의 전폭적인 관심을 끌고 있다.

그렇지만 다른 영양소와 마찬가지로 DHA도 가공식품보다는 자연 식품인 생선, 그것도 신선한 생선을 통해서 섭취하는 것이 바람직하다. DHA는 생선기름에 많이 포함되어 있지만 소나 돼지의 지방에는 포함되어 있지 않다. 생선 중에서도 특히 참치, 방어, 고등어, 꽁치, 정어리 등의 등푸른생선에 많이 함유되어 있다.

두뇌에 도움이 되는 또 한 가지의 식품으로는 견과류를 들 수 있다. 호두, 땅콩, 아몬드, 은행, 잣, 밤 등 공부 많이 하는 학생의 필수 영양식인 견과류에는 식물성 지방과 비타민이 풍부하기 때문에 꾸준히 먹으면 영양제가 필요 없다. 특히 견과류에는 뇌신경 세포에 꼭 필요한 영양소인 불포화지방산이 다량 함유되어 있다.

  불포화지방산은 뇌신경 세포를 성장시키기 때문에 두뇌 발달에 좋아 기억력을 높이고 집중력을 좋게 한다. 견과류에 포함된 뇌에 자극을 주는 비타민E는 뇌세포가 퇴화하는 노인들의 치매 예방에도 효과적이다. 특히 아몬드는 뇌혈관성 치매의 원인이 되는 동맥경화를 예방하고, 활성 산소로부터 뇌 세포를 지키며, 치매의 진행을 늦추는 효과가 뛰어나다.

일소일소, 일로일로(一笑一少, 一怒一老)

사람은 누구나 즐겁고 행복한 삶을 원한다. 즐겁고 행복해지려면 몸, 마음, 정신이 모두 건강해야 한다.

건강한 몸에는 건강한 마음과 정신이 깃들고, 마음과 정신이 건강하면 몸도 따라서 원래의 건강을 찾아가게 되어 있다.

한 번 생각해 보자. 우리는 스스로에 대해 얼마나 좋은 느낌을 가지고 생활하고 있는가?

스스로를 사랑하고자 하는 마음이 행복의 시작이다. 자신을 사랑하지 못하는 사람은 건강해질 수 없다. 있는 그대로의 내 모습을 사랑할 수 있는 사람만이 자신의 주인이 될 수 있다.

자신에게 가장 큰 사랑의 선물은 웃음이다. 늘 긍정적인 마음으로 웃으며 생활하게 되면 엔돌핀이 분비된다. 엔돌핀은 정신적 스트레스를 해소하는 작용을 한다.

웃음은 감정변화의 유일한 탈출구이다. 아무리 우울한 감정이 있어도 자연스럽게 한바탕 웃고 나면 기분이 상쾌해진다. 웃음에는 마음과 마음을 통하게 하고 스트레스를 해소시켜 인간관계를 부드럽게 하는 오묘한 힘이 숨어있다. 웃음 속에는 마음과 몸의 독소를 정화시키고 분해시키는 힘이 있다.

웃음이 우리 인체에 생리적으로 어떤 영향을 미치는지, 그것을 어떻게 치료에 응용할 것인지에 대한 연구가 본격적으로 시작된 것은 1976년의 일이다. 미국 캘리포니아 의대의 한 교수가 의학저널지 〈New England Journal of Medicine〉 1976년 12월호에 웃음요법으로 강직성 척추염을 이겨낸 노먼 카슨스의 회복과정을 소개하였다.

서로 분리되어 움직여야 할 목뼈와 허리뼈가 달라붙어 뻣뻣해지는 증상을 나타내는 병이 바로 강직성 척추염이다. 처음에는 허리뼈가 굳어져 허리를 굽히지 못하다가 점차 증상이 심해지면 목뼈까지 굳어지게 된다. 그 당시에는 500명 중 1명만이 회복될 정도로 치료가 어려운 난치병 중의 난치병이었다.

유명 작가인 노먼 카슨스는 이 강직성 척추염이 아주 심해져 거의 팔다리를 움직일 수 없는 상태였다고 한다. 온몸이 쑤시고 아파 진통

제와 수면제 없이는 잠을 자지 못할 정도였다.

그러던 어느 날 카슨스는 우연히 병실에 누워 코미디 영화를 보게 되었는데, 너무 재미있어 10분간을 그야말로 배꼽을 잡고 웃어댔다. 그랬더니 극심하던 통증이 거짓말처럼 사라지고 잠도 잘 잤다고 한 다. 이후 그는 웃음을 통하여 자신의 병을 회복할 수 있었다.

노먼 카슨스는 "어떤 방법으로든 10분간 배꼽이 빠지도록 웃으면 그 후 두 시간은 통증을 느끼지 않았다."고 자신의 체험을 소개하기 도 했다.

웃음은 우리 내부의 잠재된 에너지를 밖으로 이끌어내는 효과가 있다.

우리나라 옛말 중 "한 번 웃으면 한 번 젊어지고, 한 번 화내면 한 번 늙는다 (일소일소, 일로일로 一笑一少, 一怒一老)." 라는 말은 웃 음이 얼마나 중요한지를 우리 선조들은 이미 깨닫고 있었다는 것을 증명한다.

의사들조차 "의학적으로 볼 때 좋은 웃음은 규칙적인 운동만큼 가 치 있다."고 말한다. 웃음은 돈 안 드는 건강비결로 하루에 몇 번만 활짝 웃으면 스트레스를 해소하고 30분 조깅하는 것과 같은 효과를 얻을 수 있다.

독일의 정신과 전문의 미하엘 티체박사도 스위스 바젤에서 개막 된 '웃음요법에 관한 국제학술회의' 에서 웃음이 스트레스를 진정시키고 혈압을 떨어뜨리며 혈액순환을 개선시키는 효과가 있다는 내용을 발표한 바 있다. 그는 덧붙여서 "웃음은 면역체계와 소화기관을 안정시키는 작용을 한다. 그 이유는 웃을 때 통증을 진정시키는 호르몬이 분비되기 때문이다." 라고 설명했다.

이 회의에 제출된 한 보고서에 따르면 요즘 사람들은 40년 전에 비해 하루에 웃는 횟수가 3분의 1밖에 되지 않았다는 재미있는 분석도 있다. 또한 아이들이 하루에 웃는 횟수는 평균 400번인데 비해 성인들은 이보다 훨씬 적은 하루 15번 밖에 되지 않았다고 한다.

미국 스탠퍼드 의대의 윌리엄 프아이 교수는 한 의학지에서, "특히 깔깔거리며 크게 웃는 것은 체내에서 낡은 공기와 새 공기의 교환을 촉진시켜 혈중 산소 농도를 높인다."고 주장하고, 웃음이 두뇌의 기민성과 기억력을 높인다고 설명하고 있다.

"웃을 때 전신이 이완되고 질병을 고치는 화학물질이 혈류로 들어가기 때문에 인체는 자연스러운 균형 상태로 돌아가게 된다."고 설명했다.

또 미국 세인트루이스에 본부를 둔 비영리 단체인 미국웃음요법협회는, "웃음은 체내에 들어온 병균을 공격하는 킬러 백혈구의 생성을 증가시킨다."고 보고했다.

뉴저지에 있는 페어레이 디킨스 대학의 심리학 교수 세퍼는 웃음이 주는 심리효과를 무시할 수 없다고 지적하면서, "웃음은 스트레스를 줄이고 자존심을 높여주며, 행복감을 증가시킨다."고 말한다.

한바탕 통쾌한 웃음을 웃고 나면 스트레스가 멀리 도망간다. 웃음은 복잡하고 바쁜 흐름 속에서 살아가는 현대인들의 스트레스 해소책으로 훌륭한 방법이다.

소리 내어 웃다 보면 신선한 공기가 폐 깊숙이 들어오므로 웃음은 가장 손쉬운 유산소 운동이다. 또한 크게 웃을 때는 상체, 폐, 심장, 어깨, 팔, 복부, 횡격막, 다리 등 모든 근육을 함께 움직여주는 효과가 있다. 그래서 손이나 기구로 피부를 마사지하는 것이 외부마사지라면 웃음은 내장을 움직이게 하는 내부마사지라고도 표현한다.

도산 안창호 선생의 말 중에 "슬퍼서 우는 것이 아니라 우니까 슬퍼지고, 기뻐서 웃는 것이 아니라 웃으니까 기뻐진다."는 말이 있다. 슬픔과 기쁨 모두 자기가 무엇을 선택하느냐에 달렸다는 것이다.

지금 당장의 현실이 고통스럽고 힘들더라도 아침에 일어나면 가족들에게 미소 띤 얼굴로 밝게 인사를 건네 보자. 하루를 수고한 온 가족이 모인 저녁 식사 시간에 웃음꽃을 피워보자. 하루의 피로가 싹 가시고 새로운 활력이 솟아날 것이다. 그리하여 가족 모두가 몸도 마음도 정신도 건강한 사람들로 다시 태어날 수 있을 것이다.

Tip 웃음명상

웃음의 의학적인 치료효과와 명상의 효과를 함께 체험해 볼 수 있는 것이 바로 웃음명상이다. 억지웃음이 아니라 가슴에서 우러나와서 크게 웃을 때 는 논리적인 생각이 사라진다.

요가 다이어트로 27kg을 뺐다는 원정혜 박사는, "명상 도중 갑자기 미친듯 이 큰 웃음이 터져나왔고, 그 이후 가슴에 응어리져 있던 것이 뻥 뚫린 느 낌이었다."라고 『요가다이어트』라는 책에서 언급하고 있다. 그 이후 몸의 기 순환은 더욱 원활해져 다이어트 효과도 배가 되었다.

웃음은 연쇄효과를 일으킨다. 아침에 웃을 수 있다면 하루 종일 웃고 지낼 수 있다.

웃음명상의 포인트

• 웃음명상을 시작하기 전에는 마음껏 웃을 준비를 해야 한다. 편안하게 유머 책을 읽거나 신나는 음악을 틀어놓고 몸을 자유롭게 흔들며 춤으 로 몸을 이완시켜 주는 것도 도움이 된다.

• 준비과정이 끝나면 15~20분 마음 놓고 큰 소리로 웃어준다. 가능하면 큰 소리로 웃는 것이 좋다. 그저 '허허' 웃는 것이 아니라 배꼽이 빠지 도록, 미친 것처럼 웃어야 한다. 웃음이 나오지 않을 경우에는 얼굴 근 육을 찡그리거나 입을 크게 벌리는 등 우스꽝스러운 표정을 억지로라도 지으면서 웃음을 끌어낼 수도 있다.

• 처음에는 아무 이유도 없이 억지로 웃는 일이 쉽지 않다. 그러나 억지로 라도 웃음소리를 크게 내며 웃어보자. 그러면 처음에는 인위적으로 냈 던 웃음소리가 어느 순간 진짜 웃음소리로 변해간다. 이 단계에 오기까 지는 어느 정도의 시간이 필요하다.

- 웃은 다음에는 자신에게 가장 편안한 자세로 몸을 이완시켜준다. 눕거나 기대거나 앉거나 하는 자세에서 아무것도 하지 않은 채 15~20분 정도 명상에 들어간다.

- 명상을 마칠 때에는 급하게 자세를 바꾸거나 일어나지 말고 서서히, 아주 천천히 행동하는 게 좋다. 그래야 명상으로 생긴 새로운 에너지가 흐트러지지 않는다.

자연에게 묻는 병으로부터의 자유

초판 1쇄 발행 | 2010년 12월 3일

지은이 | 최연매
펴낸이 | 문미화
기획 | 문기원

펴낸곳 | 책읽는달
주소 | 서울 영등포구 양평동5가 39번지 우림라이온스밸리 1차 A동 1407호
전화 | 02) 2638-7567~8
팩스 | 02) 2638-7571
등록번호 | 제2010-000161호

값 : 12,000원
ISBN 978-89-965462-0-7 03510
※잘못된 책은 바꿔드립니다.